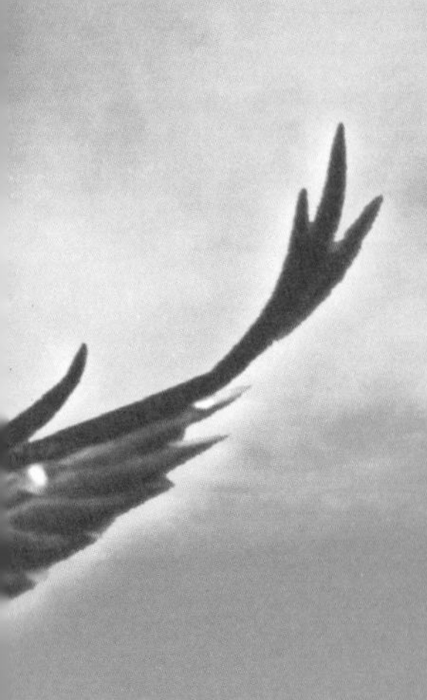

大展好書　好書大展

品嘗好書　冠群可期

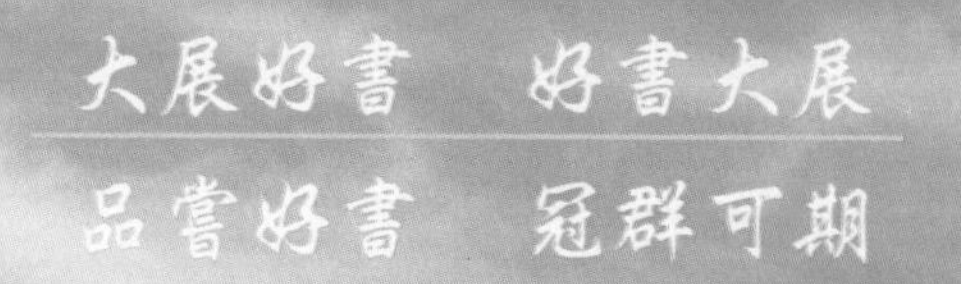
大展好書　好書大展
品嘗好書　冠群可期

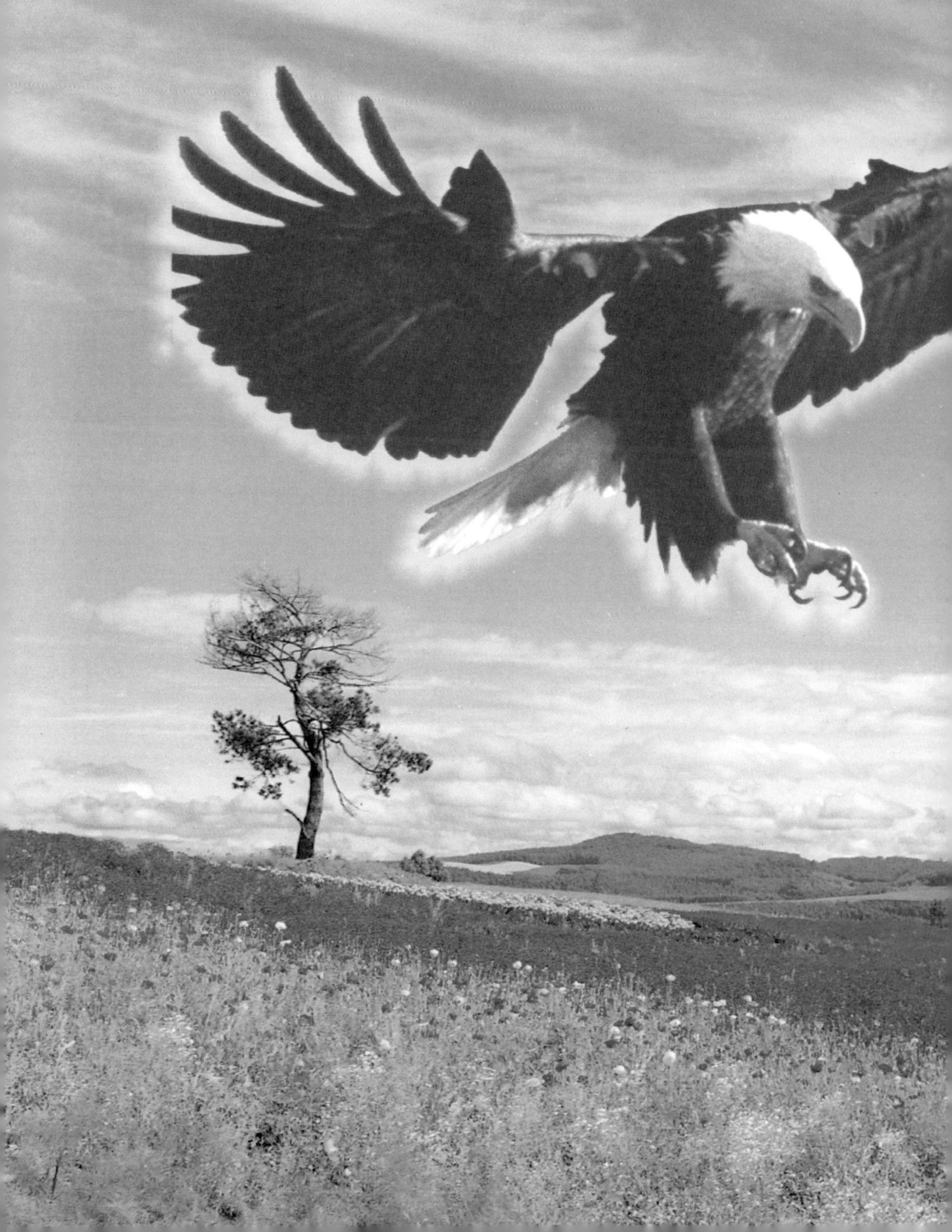

健康加油站5

肥胖健康診療

中村治雄
奈良昌治 著

林庭語 譯

大展出版社有限公司

前言

聽到別人說「你有點胖喔」，相信沒有人會高興，但也不會有人因而感覺害怕，認為「啊！糟糕了」。

「肥胖」這個字眼不會給人事態嚴重的感覺。有人甚至認為男人應該有點肚子，而女人有點肉看起來比較圓潤，並且樂意聽到這樣的形容詞。

如果光是這樣當然沒問題，但遺憾的是事情並非這麼簡單。事實上，肥胖大多是生活習慣病的溫床，有些疾病甚至只要消除肥胖就能改善。努力不要肥胖，也算是預防生活習慣病的基本「關鍵」。

本書的目的，就是希望大家正視「你有點胖喔」的警告，不要聽過就算了，一定要防止體脂肪繼續附著在體內。

等到真正肥胖才處理，那就為時已晚，趁著只是「有點」肥胖時，就趕緊謀求對策，這樣才能迅速恢復原狀。

目錄

第2章 維持容易肥胖的生活會罹患可怕的疾病

第3章 變得「有點肥胖」的理由

第4章—減肥沒有捷徑。徹底的肥胖攻略法！

第1章

你的肥胖度如何？

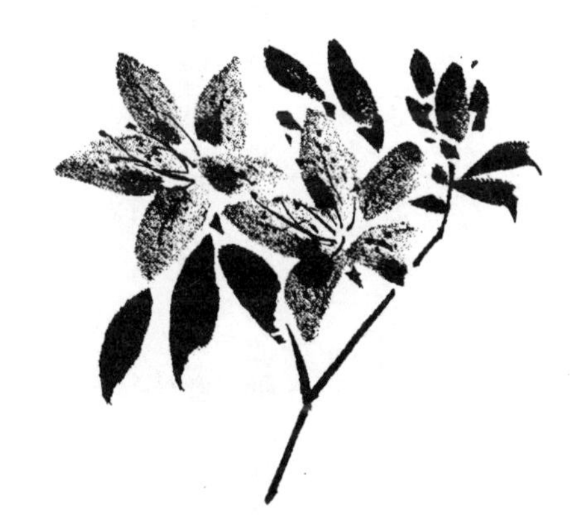

利用體重檢查肥胖度的方法

「肥胖」是指身體有過多脂肪附著的狀態，一旦肥胖，則容易罹患各種疾病。是否過胖？則可以利用簡單的方法檢查。

■肥胖指標是「ＢＭＩ」和「標準體重」

一旦有點胖，則體重會增加得比身高更多，出現臉變圓、眼睛變細、雙下巴、脖子粗短、皮膚變厚、肚子突出等身體特徵。自覺症狀是頭痛、多汗，運動時呼吸困難，有心悸等現象。

出現這些症狀或徵兆時，就應該檢查自己的肥胖程度了。肥胖有不同的程度，這些程度一般稱為「肥胖度」。調查肥胖度的方法有很多，在此介紹藉著體重就能簡單判斷的方法。代表性的方法就是ＢＭＩ（體格指數）法和標準體重法。

■ＢＭＩ超過二十五以上就確定是「肥胖」

ＢＭＩ是指「Body Mass Index方式」，是國際通用的體格指數，是由體重（

公斤）除以身高（公尺）的平方所計算出來的數字（參照一四頁表）。若ＢＭＩ值為二十二左右，表示最不容易罹患疾病。

二十二是ＢＭＩ的標準值，如果是十八．五以上而未滿二十五，則屬於「普通體重」。超過二十五以上就是肥胖了，數值愈大肥胖度愈高。

接著，再利用ＢＭＩ的標準值二十二，計算自己的標準體重。身高（公尺）的平方乘以二十二所求得的數值就是標準體重。

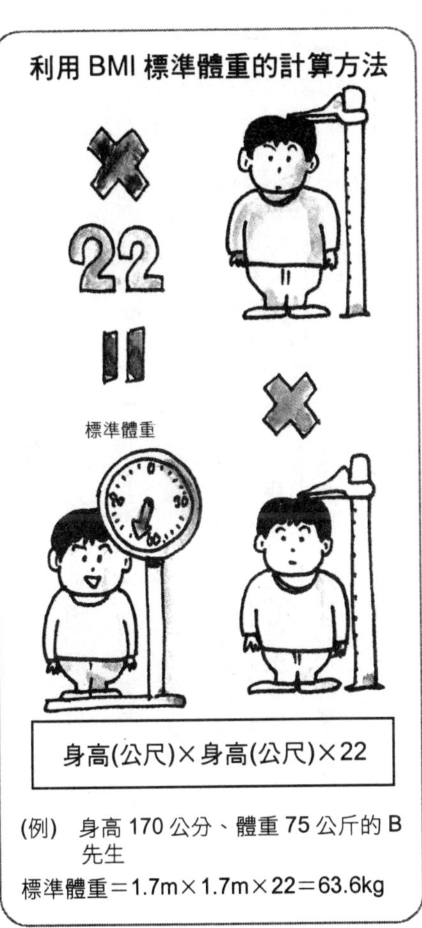

標準體重是最健康的體重，超過標準的人應該努力恢復到標準體重。

利用BMI判定肥胖

BMI＝體重(公斤)÷身高(公尺)÷身高(公尺)

BMI	肥胖度
18.5未滿	低體重
18.5以上25未滿	普通體重
25以上30未滿	肥胖1度
30以上35未滿	肥胖2度
35以上40未滿	肥胖3度
40以上	肥胖4度

（日本肥胖學會）

(例) 身高160公分、體重50公斤的A小姐

BMI＝50kg÷1.6m÷1.6m
＝19.5→普通體重

身高170公分、體重75公斤的B先生

BMI＝75kg÷1.7m÷1.7m
＝26→肥胖1度

❗其他的肥胖度判定法

以往所使用的肥胖度判定法是「布洛卡指數」。布洛卡指數是身高（公分）減掉一〇〇所得到的數值。為了配合國人的體型，所以要再乘以〇．九才能當成標準體重的數值。

標準體重＝（身高（公分）－一〇〇）×〇．九

藉著公式計算出標準體重，就可以算出判斷肥胖度。

肥胖度（％）＝（標準體重－測定體重）÷標準體重×一〇〇

利用這個方法，肥胖度的正常範圍是在±十％以內，十十～二十％是略胖，十二十％以上則是肥胖。但是，利用這個方法，對身高較高的人要求尺度比較寬鬆，而對身高較矮的人比較嚴苛。

此外，還有凱特拉法、潘迪拉爾等方法，都是由身高和體重的比例來判定肥胖。

藉著更正確的體脂肪檢查肥胖度的方法

不可以因為達到標準體重而感到安心！並非光靠體重就能判斷肥胖。所謂「肥胖」，是指「體內脂肪過多的狀態」，體脂肪過多會造成各種毛病。

■身體較重並不等於「肥胖」

外表上看起來不胖的人，從醫學觀點來看也許是個肥胖者。

所謂肥胖，是指脂肪在體內過剩蓄積的狀態，若要更正確的判定肥胖度，則應該要調查體脂肪率（脂肪組織所佔的比率）。光靠身高和體重判定肥胖，則像職業摔跤選手、肌肉和骨骼發達的人，會因為體重超過標準以上而被視為是肥胖。

構成身體的成分，約有五十～六十％是水分。其次就是脂肪，男性佔十五～二十％，女性則佔二十～二十五％。構成身體的脂肪比例，是以體重除脂肪的重量所得到的比率（％）來表示，稱為「體脂肪率」。

■男性的體脂肪率超過二十五％以上就確定是「肥胖」

體脂肪率愈高，表示體內脂肪所佔的比例愈多。體脂肪率高於正常狀態，就是肥胖。利用體脂肪率來判斷肥胖時，如果男性超過二十五％、女性超過三十％，那就算是肥胖。

經由ＢＭＩ判定略微肥胖的人當中，體脂肪也偏高的人佔了七成。利用ＢＭＩ判定為肥胖，但是體脂肪率並不高，則表示是肌肉和骨骼壯碩的人，不需要擔心肥胖的問題。

此外，ＢＭＩ在正常範圍，但體脂肪率卻超過正常範圍，那也算是肥胖。還有測量皮下脂肪厚度以檢查體脂肪的方法。這時要利用皮脂厚計，將其夾在上臂背部和肩胛骨下方的皮下脂肪來測定，男性四十毫米、女性五十毫米以上就算是肥胖。

利用體脂肪率判定肥胖

	體脂肪率	
	正常範圍	肥胖
成人男性	15～20%	25%以上
成人女性	20～25%	30%以上

BMI判定為肥胖，但是體脂肪率在正常範圍內，則不算是肥胖。而BMI正常，但是體脂肪率顯示肥胖，則表示是隱性肥胖。

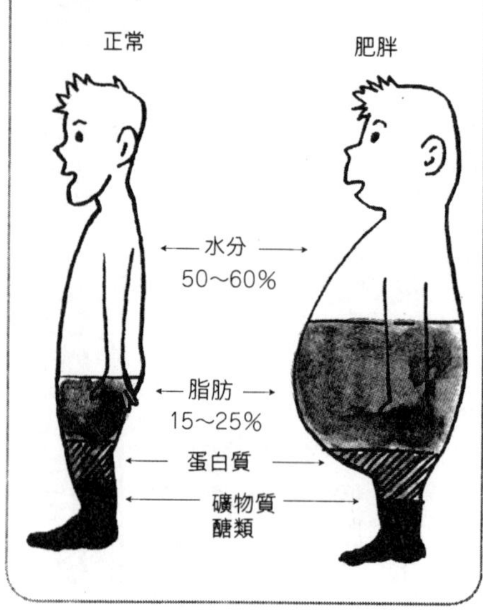

❗其他判定體脂肪率的方法

●水中體重法、阻抗法等

要正確判斷體脂肪率，就不能光測定身體的一部分，而要測定全身。

將全身泡在水中，測定在水中的體密度，求得體脂肪的水中體重法，或是利用無害的氣體代替水的氣體擴散法，都是測定體脂肪率的方法。

此外，還有利用電的阻抗法。

存在於內臟的脂肪，則可以利用超音波或X光來測定（CT）。

●家庭用的體脂肪計

體重計上附帶體脂肪計的測定器就是體脂肪計，在家中可以藉此簡單的測定體脂肪率。這種家庭用體脂肪計，是利用體脂肪電阻較高的性質，在腳踩著的部分，讓弱電流通過，經由全身的電阻來測定體脂肪率。

但是，在一天當中人體的電阻變化相當大，所以，體脂肪可能會因為飲食或測定時間的不同而產生變化。因此，每天要在相同的時間測定。

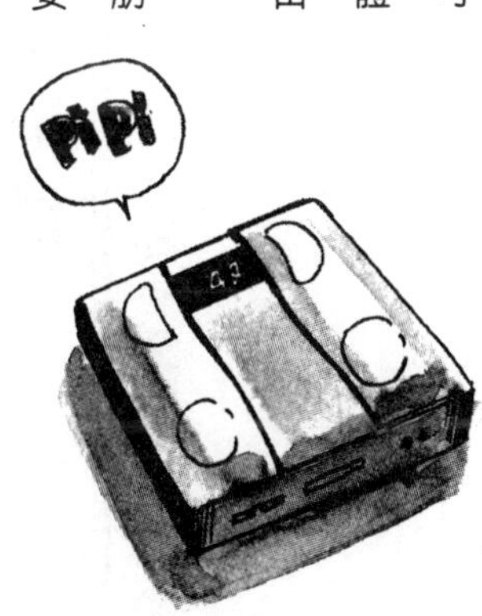

看似「苗條」的陷阱——「隱性肥胖」

看似苗條，而且容易瘦下來、經常進行體重管理的人，測量體脂肪率時卻顯示肥胖……。像這一類「隱性肥胖」的年輕女性並不少。

■有勇無謀的減肥反而導致年輕女性的「隱性肥胖」

看起來很瘦或體重合乎標準，但是，體脂肪率卻判定為「肥胖」的人，這些人稱為「隱性肥胖」。外表和體重看不出來是肥胖，所以，當事者也不會注意到。最近的年輕女性，尤其容易有這種傾向。

體重在正常範圍內，但是「希望腳變得更細」、「希望去除腰圍的贅肉」，因此會進行不必要的減肥。如果採用激烈、有勇無謀的減肥方式，則即使體重減輕，也很容易又恢復原狀，出現「復胖」的現象。

勉強減輕體重、減少體脂肪，則肌肉也會減少。但是當復胖到原先的體重時，減少的肌肉並不會因此而增加。不僅如此，在反覆復胖的過程中，減少的肌肉會變成脂肪，就算體重不重，卻會變成體脂肪率較高的「隱性肥胖」。

■很多前運動選手後來都有「啤酒肚」，令人意外

體重和年輕時一樣，只有腰圍變粗的上班族，也是屬於體脂肪率較高的「隱性肥胖」者。經常運動的人，屬於肌肉壯碩的體型，但是，停止運動，不使用肌肉之後，肌肉便開始消瘦變細，這時體脂肪就會增加而使腹部突出。

體重在標準範圍之內，但是，體脂肪比率較高的「隱性肥胖」者增加了。體重沒有改變，但是腰圍的尺寸改變，就要懷疑可能是肥胖了。

memo

同樣是「消瘦」，但含意卻不同

外表上看起來很瘦的 2 位女性。體重都是 50 公斤，但是體脂肪率 31.5%的 C 小姐和 25%的 D 小姐互相比較時，就會發現 C 小姐的體內多儲存了 3.25 公斤的脂肪。

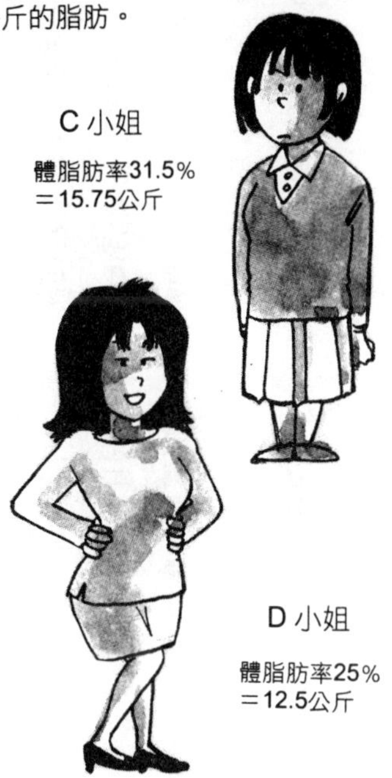

❗這些人是「隱性肥胖」

● A小姐（二十五歲／女性）的例子

（身高一六〇公分、體重四十八公斤、體脂肪率三十一・五％）

外表看起來很苗條，BMI是「普通」。體重則是比標準體重五十六・三公斤少了六・三公斤。注意飲食，並且勵行減肥。

但是，測定全身的體脂肪率，發現為三十一・五％，超出女性的正常範圍，所以判定是「肥胖」。

● B先生（三十五歲／男性）的例子

（身高一七〇公分、體重六十五公斤、體脂肪率二十七％）

B先生以前並不是肥胖型的人，年輕時到現在的體重幾乎都維持在標準體重的六十三・五公斤左右，沒有改變過。

BMI是二十二・五，為「普通」，但是，體脂肪率達到二十七％，所以，判定是「肥胖」。B夫應該有自覺到自己的腰圍變粗了吧。

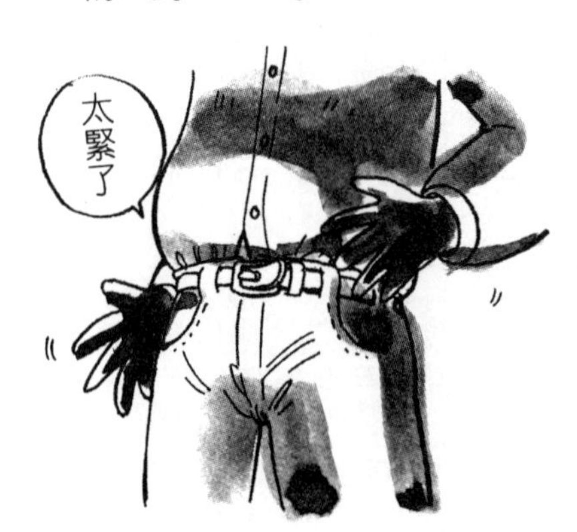

COLUMN

體脂肪的增加方式具有性別差和年齡差

與初經有密切關係的體脂肪率

脂肪存在於我們全身，尤其會大量蓄積在皮膚下方以及內臟周圍。

不論是男性或女性都會蓄積脂肪，但是量有差距。男女體脂肪的量在青春期以前沒有差距，而青春期之後就會產生差距。尤其是女性，會顯著增加，大約為成年男性的一・五倍。

青春期以後，女性體脂肪量的增加，與初經有密切的關係。女性到了青春期之後，如果體脂肪率在十七％以下，則無法迎接初經，而迎接初經後，如果體脂肪率下降到十％以下，則月經就會停止。

因此，對女性來說，體脂肪量是顯示荷爾蒙平衡的指標，對於擁有正常月經是不可或缺的。

此外，與男性相比，女性的皮下脂肪比較厚。由於皮下比男性蓄積了更多的脂肪，所以，女性的體型看起來比較豐滿，皮膚本身也比較光滑。脂肪主要附著在下半身。三十五歲以前，主要是附著在臀部和大腿，成為洋梨型（參照二十四頁）。年紀較大之後，脂肪則容易附著在下腹部。

而男性則容易在腹部蓄積皮下脂肪，變成腹部突出的「啤酒肚」。女性停經之後，腹部也容易附著脂肪。

容易在嬰兒期、青春期、中高年齡增加

體脂肪的量依年齡的不同而有不同。容易堆積體脂肪的時期，是在嬰兒期、青春期以及中高年齡期以後。

剛出生的嬰兒，體脂肪的量只有體重的十～十五％，接下來的一年內卻達到二十～二十五％。到了幼兒期、學齡期，體脂肪增加的比率降低，直到青春期才再度增加，之後體脂肪量的增加受到控制，而進入中高年齡期又會開始增加。

到了中高年齡層體脂肪量會增加，是因為促進和抑制脂肪分解的平衡失調，細胞增大的緣故。

變大的脂肪細胞也能縮小

脂肪細胞的大小和數目，會隨著年齡而產生變化。出生後脂肪細胞慢慢增大，數目也會增加。到了中高年齡層，脂肪細胞本身會增大，變得容易肥胖。脂肪細胞的大小與個數具有個人差，和肥胖也有密切關係。

到了中高年齡層，很多人會顯得肥胖，不過在這個時期，細胞的數目並不會增加，所以，不是因為脂肪細胞增加而導致肥胖，而是因為脂肪堆積在脂肪細胞中，細胞變大而導致肥胖。

一旦脂肪細胞增加就無法減少，但是，變大的脂肪細胞卻可以變小。

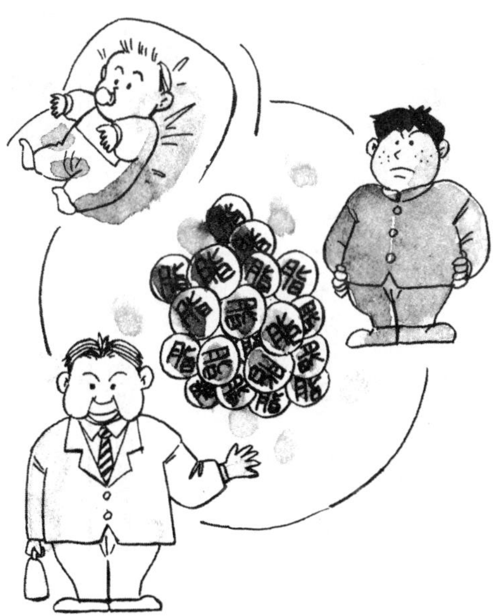

蘋果型肥胖是「不良」肥胖

脂肪積存於腹部的「腹部型肥胖」會危害健康。腰圍開始變粗是警告信號。啤酒肚、三層肉和疾病都有密切關係。

■「蘋果型」與「洋梨型」二種類型

依脂肪蓄積方式的不同，腹部型肥胖大致分為二種類型。由體型來看可以分為「不良」肥胖的「蘋果型肥胖」和「並非不良」肥胖的「洋梨型肥胖」。

「洋梨型肥胖」以年輕女性較多見，脂肪容易附著在臀部、大腿等下半身。這是因為女性荷爾蒙的關係。女性為了準備懷孕和生產，而會產生這種自然現象。為了保護骨盆周圍，所以，這一層的脂肪緩衝墊一定要厚些，除非皮下脂肪過多，否則最好不要減少這一部分的脂肪。

而中高年齡層較常見的則是，脂肪容易

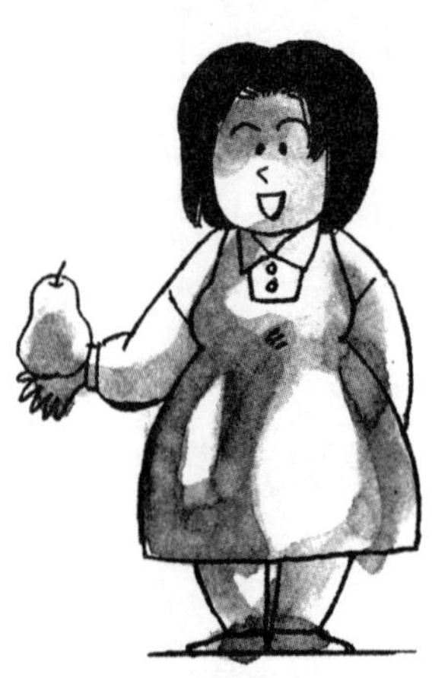

比較不容易危害健康的「洋梨型肥胖」

附著在上半身，尤其是腹部周圍的「蘋果型肥胖」。男性因為腹部突出而出現啤酒肚的體型，而女性到了更年期也會出現這種現象。

■容易罹患生活習慣病的「內臟脂肪型肥胖」

「蘋果型肥胖」又可以分為「內臟脂肪型肥胖」和「皮下脂肪型肥胖」。「皮下脂肪型肥胖」是腹部周圍的皮下脂肪較厚，內臟周圍的脂肪較少。即使減肥，也很難減少這種皮下脂肪，是屬於較不容易瘦下來的肥胖。

而與疾病有密切關係的，則是脂肪附著在內臟周圍的「內臟脂肪型肥胖」。根據最近的研究顯示，內臟脂肪型肥胖與皮下脂肪型肥胖相比，內臟周圍的脂肪會直接進入肝臟內，影響代謝，所以，與生活習慣病有密切的關係。不過內臟周圍的脂肪，具有容易附著也容易減少的特徵。

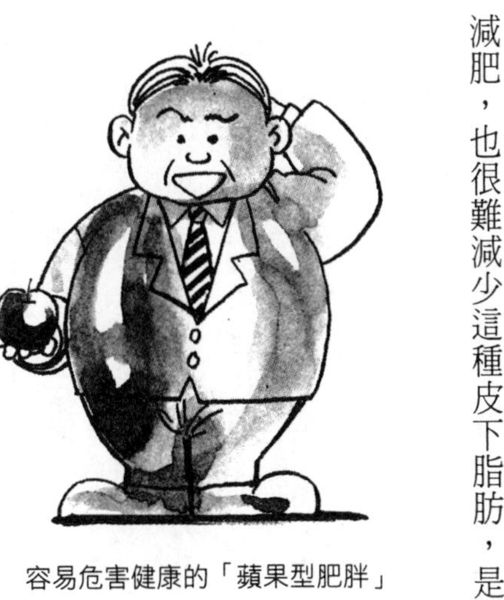

容易危害健康的「蘋果型肥胖」

❗「蘋果型肥胖」的判定法

●仰躺，測量腹部的高度

嚴格說起來，「蘋果型肥胖」或「內臟脂肪型肥胖」如果沒有進行嚴密的CT（電腦斷層掃描），則很難發現脂肪的附著方式。自覺到「腹部突出」、「皮帶變緊」的人，可以先利用下列簡單的方法自行檢查。

仰躺在地板等平坦的地方，將五十～八十公分的尺從下巴擺到腹部。如果是不屬於肥胖的普通人，則尺可能在下巴的某處為最高點，然後從胸部到腹部逐漸降低。而肥胖的人，尺可能是水平的，或相反的腹部較高。若是自己很難判斷，也可以請別人幫忙。

●測量腰圍的尺寸，對照判定標準

要知道是否為「蘋果型肥胖」，腰圍的尺寸可以當成大致的標準。

在歐美，男性的腰圍九十四公分，女性八十公分以上，表示生病的危險度增加。如果男性超過一〇二公分，女性超過八十八公分，那就相當危險了。此外，腰圍除以臀圍的數值，男性超過一．〇，女性超過〇．八，那就是「蘋果型肥胖」。

國人和歐美人的體型不同，也許不符合這項判定標準。根據一九九九年日本肥胖學會所發表的標準，男性腰圍超過八十五公分，女性超過九十公分，可能是屬於內臟脂肪型肥胖。

「吃得過多、運動不足」或「生病」是肥胖的原因

肥胖大致分為二種類型。如果原因是吃得過多，則必須藉著改善生活習慣來矯正肥胖；如果原因是生病，就必須治療疾病。

吃得過多因而瓦解控制食慾系統

肥胖的原因，包括一次性（原發性）與二次性（續發性）。一次性肥胖有一部分是受遺傳影響，不過，一般而言是因為吃得過多、運動不足，攝取太多的熱量而沒有使用掉，結果蓄積在體內而導致肥胖。約有九十五％的肥胖是屬於這種一次性肥胖。

一次性肥胖是基於長年的生活習慣日積月累所造成的。日積月累的生活習慣，使得體內的平衡逐步瓦解、失調。

身體的平衡與在腦根部的丘腦下部所控制的食慾中樞有密切的關係。食慾中樞內存在著「想

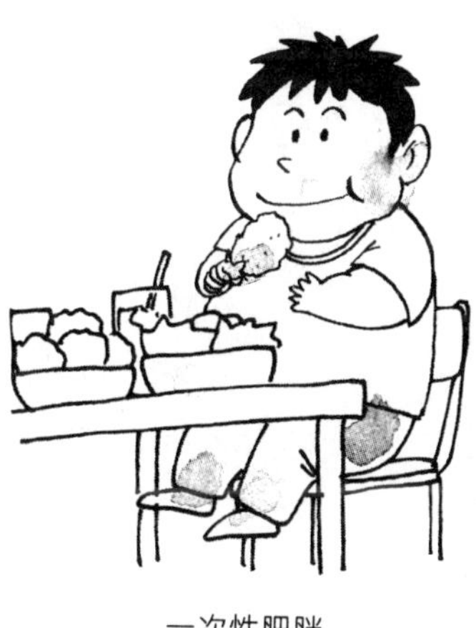

一次性肥胖

吃東西」的攝食中樞和「肚子吃飽了」的滿腹中樞，這二個中樞平衡的發揮作用，就不會導致肥胖。

反之，因為這二個中樞平衡失調而吃得過多時，就會造成肥胖。

荷爾蒙分泌異常時服用向精神藥也會導致肥胖

其他原因的肥胖則稱為二次性肥胖。

大多是生病造成的，例如，胰島素太高的**高胰島素血症**患者，或容易引起**低血糖症**的人，以及腎上腺皮質激素過剩的**庫興症候群**等患者，都容易出現肥胖。

此外，服用向精神藥或遭遇意外、交通事故而腦部功能異常時，也可能會導致肥胖。

診斷肥胖時，要檢查尿液和血液，排除二次性肥胖的原因。二次性肥胖比較少見，只佔所有肥胖的五％。關於二次性肥胖，只要找出原因，則大多可以根治。

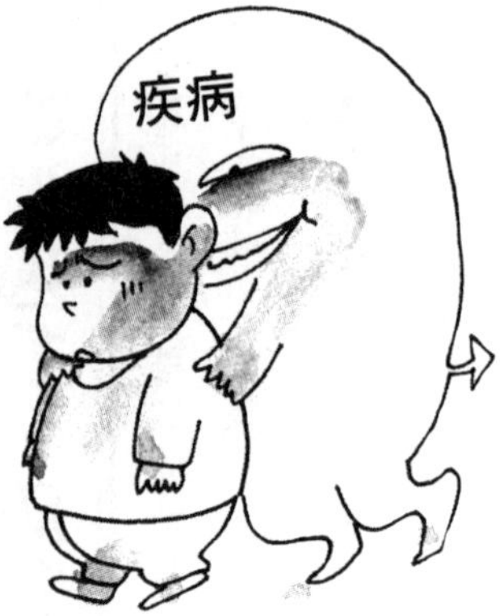

疾病

二次性肥胖

高胰島素血症……………………………

胰島素功能減退，為了加以彌補，因此，大量分泌胰島素的狀態，肥胖者較多見。當食量變大時，則葡萄糖量（血糖值）會升高，為了加以處理就會大量分泌胰島素而引起高胰島素血症。

低血糖症……………………………

血中葡萄糖異常減少的狀態。營養不良或口服降血糖劑以及胰島素過度有效時，就會出現這種症狀。

庫興症候群……………………………

腎上腺皮質激素過剩，或繼腦腫瘤之後出現下垂體嗜鹼性細胞的腫瘤，使得兩側腎上腺皮質增殖，就稱為庫興症候群。

一旦罹患庫興症候群，就會像不倒翁一樣，手腳細瘦，可是頸部、背部、腹部卻非常的胖，形成異常的脂肪附著方式。

COLUMN

「想吃」的心情是從何處而來？

食慾的司令塔——攝食中樞與滿腹中樞

攝食中樞是指丘腦下部外側的中樞，具有感覺食慾，想要吃東西的作用。當我們看到電視的烹飪節目或雜誌的美食圖片時，會有一種「看起來好像很好吃」、「真想吃」的慾望，正是因為這個中樞發揮作用的緣故。

滿腹中樞則是藉著飲食得到飽足感的中樞。吃東西之後，血中的葡萄糖增加，丘腦下部的滿腹中樞受到刺激而得到飽足感。會刺激滿腹中樞的物質之一，就是血中的糖分。

俗話說「喝水也會飽」，空腹時喝水或茶，會暫時擾亂空腹感。胃只是暫時膨脹，不過，卻刺激了滿腹中樞，因而覺得已經飽了。

一般而言，肥胖的人滿腹中樞有問題，無法得到飽足感，因此會吃大量的食物。

音樂的節奏也會影響食慾

對於顏色、氣味、聲音等會產生感覺的五感，也會影響食慾中樞。例如，聞到香味或看到色彩鮮豔的食品，不論是誰，難免會食慾大增。這是因為大腦的攝食中樞受到刺激的緣故。相反的，如果食物或餐具的色調搭配不佳，那麼，就會覺得厭膩而食慾不振。

一邊聽音樂一邊吃東西，能夠刺激食慾。根據某所小學的實驗，吃營養午餐時聽莫札特等緩慢音樂的曲調，孩子會把午餐吃得精光，如果是聽進行曲等音樂，則會有很多孩子把營養午餐剩下來。

與五感有些不同的精神要素也和食慾有關。大夥兒熱熱鬧鬧的一起吃東西，可能會在不知不覺中吃得過多，而悲傷可能會減低食慾。這是因為大腦皮質所感受到的刺激，傳達到攝食中樞而產生「想吃得更多」，或傳達到滿腹中樞而產生「不想再吃」的心情的緣故。

吃東西能夠消除壓力，也是因為這些中樞發揮作用的緣故。

脂肪是不可或缺的物質，但是增加過多反而危險

對於人類而言，脂肪是在重要時刻能夠發揮威力的珍貴熱量來源，以汽車來比喻，就像是油箱一樣。然而，如果體內囤積太多的體脂肪，就會開始為非作歹。

■脂肪原本是珍貴的熱量來源

「有點肥胖」是體脂肪增加過多的狀態。原本體脂肪是人體不可或缺的物質。其最大的作用，就是在體內蓄積熱量。

我們為了得到熱量而吃東西。而當身體攝取食物時，就會盡量的蓄積熱量，並減少熱量的消耗。保存在體內，最具代表性的熱量形態就是脂肪。

在無法得到足夠食物的遠古時代，為了防止飢餓，會將食物儲存在體內，蓄積在體內的熱量進化而來的物質，就是脂肪。脂肪同時具有保溫的作用，而當受到外部撞擊時，也具有緩和撞擊的緩衝作用，藉此保護身體。

儲備的熱量過多時會成為疾病的原因

對人類而言，脂肪原本是具有重要作用的物質，但身處現代社會，運動不足加上飽食時代，體內過多的熱量蓄積在脂肪細胞內，使得血中的膽固醇或中性脂肪增加，成為引起各種疾病的原因。

此外，一旦肥胖，則支撐身體的腰和膝等的負擔就會增大。

memo

為了分解脂肪而必須運動的理由

脂肪細胞是由細胞膜和細胞質所構成。細胞質是液體，為避免漏到外面，而由細胞膜加以包圍、保護。細胞質大部分都是油滴，而脂肪就儲存在這油滴中。

要分解脂肪，就必須讓油滴和激素感受性脂肪酶（HSL）互相接觸。然而油滴表面安裝了一扇門，無法自由的和脂蛋白脂肪酶接觸，所以首先要打開這扇門。

打開這扇門的鑰匙，就是腎上腺素和降腎上腺素等激素。藉著運動，可以分泌出這些激素，所以要分解脂肪，就必須要運動。

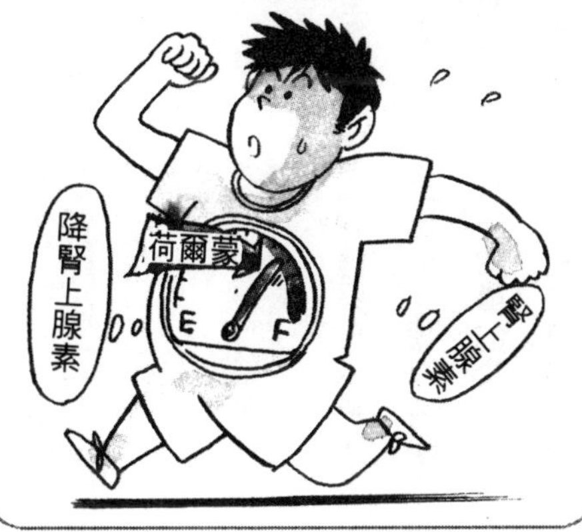

對於人體而言，體脂肪並非不必要的物質，但是，增加過多，會對身體造成各種不良的影響。

將必要的熱量攝取到體內，而一旦熱量用不完就會儲存在體內，這是導致肥胖的最大原因。

若是別人說你「有點肥胖」，則最好重新評估一下自己的生活習慣。

製造脂肪的過程

由糖分合成

脂肪組織是體內蓄積熱量的大型容器。這個容器絕對不會休息或經常激烈的出出入入。尤其是皮下脂肪，其會在最接近血管處大量製造出來，積存在脂肪組織中。

一般人認為，脂肪組織較多，是因為吃了較多油膩的食物所致，然而，脂肪組織中的脂肪和所吃的油並沒有直接的關係。反而是糖分會轉換為脂肪，然後再變成脂肪細胞或脂肪組織儲存在體內。

我們所攝取的糖分在血中成為葡萄糖（血糖），血糖值上升就會分泌胰島素。胰島素具有打開細胞之窗的作用，將血中的葡萄糖融入脂肪細胞中，而這個糖分就可以合成脂肪。

COLUMN

有些人「食慾的煞車」失靈了

根據現在的研究成果發現，脂肪細胞會製造出ob物質，通過血液、腦脊髓，對於丘腦下部的食慾中樞發揮煞車作用。

原本ob是動物釋放出來，能夠降低食慾而防止肥胖的物質。但是，人類的ob不像動物那麼有效。可能是受體對於ob的作用比較遲鈍吧！一些非常肥胖的人其體內會出現異常的ob。

最近發現，通過在脂肪細胞表面的細胞表面的β3受體時受到刺激，能夠促進脂肪的分解、燃燒。而體內擁有β3受體基因突變的人則不容易瘦下來。

在遠古時代，為了防止飢餓，體內會將熱量轉換為脂肪貯藏下來，這對人類而言是不可或缺的存在。在沒有食物而必須忍受飢餓的嚴酷狀態時，人會將自己體內蓄積的體脂肪轉換為熱量，藉以生存下去。

所以，據說容易肥胖＝儲存體脂肪能力優秀的人，其度過食物匱乏時代的能力也相當優秀。

反之，體脂肪較少的人＝瘦子，體內蓄積的熱量較少，不光是可以使用的熱量少，而且用完之後可能會死亡。同時保持體溫、保護身體免於外部撞擊的能力也較低。所以，體溫放熱較多的人，大多是不耐寒的人。

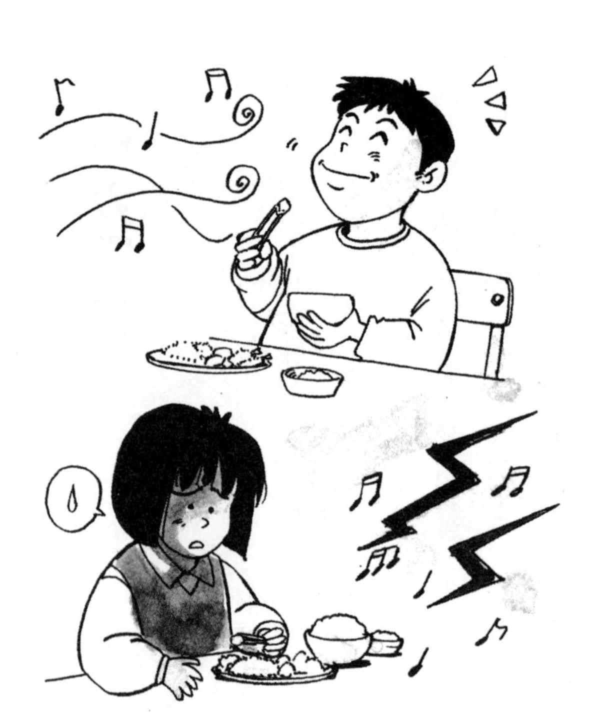

第2章

維持容易肥胖的生活會罹患可怕的疾病

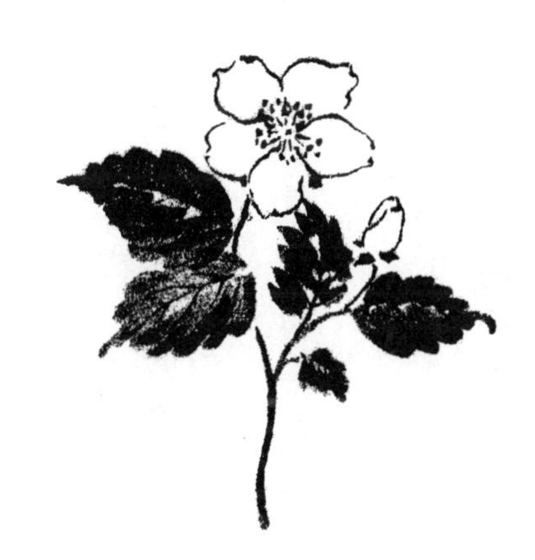

積存在脂肪細胞內的脂肪是「肥胖的根源」

人體不斷的進行脂肪的合成、分解、蓄積。持續運動不足或暴食，多餘的脂肪儲存在體內，就會導致肥胖與疾病。

■脂肪是幫助身體發揮作用的有效熱量來源

維持生存需要熱量，熱量是藉著攝取碳水化合物（醣類）、脂肪（脂質）而得到的。

在熱量的來源中，碳水化合物成為活動身體的熱量，蛋白質成為製造肌肉、骨骼、臟器等身體的主要成分。

為了以備不時之需，因此將脂肪儲藏在體內，一公克可以產生九大卡的熱量，是重要的熱量來源。此外，皮下脂肪具有保護體溫的作用，而腹部內的脂肪，則具有將內臟固定在一定位置的作用。

攝取太多對人體而言具有重要作用的脂肪，卻無法完全當成熱量使用掉時，就會儲存在脂肪細胞中。但是，過剩蓄積的脂肪會成為「肥胖的根源」，而引起各種疾病。

■脂肪細胞增加的程度超出正常範圍就會變成肥胖

所攝取食物被分解、消化、吸收之後，一部分成為中性脂肪送達肝臟，其餘的則藉著血液成為中性脂肪儲存下來。

體脂肪中，量最多的就是中性脂肪。中性脂肪會配合肌肉或組織的需要成為熱量來源燃燒掉，但是，多餘的脂肪則會蓄積在脂肪組織中的「脂肪細胞」內。

換言之，脂肪細胞是儲存熱量來源中性脂肪的大容器。

■成人的脂肪細胞數約二五〇～三〇〇億個

這個容器大量分佈於皮膚下方以及內臟周圍。積存在皮膚下方的脂肪為皮下脂肪，而積存在內臟周圍的脂肪為內臟脂肪。

脂肪細胞是由稱為脂肪球的白粒子所構成，其數目增加到超出正常範圍或增大時，就會變成肥胖。成人的脂肪細胞數約二五〇～三〇〇億個，不過數目具有個人差異。

memo

脂肪積存的構造

中性脂肪是在肝臟內藉著由食物中攝取的醣類、脂肪食、酒等合成的。也會和某種蛋白質結合成為「VLDL（超低比重脂蛋白）」這種「脂蛋白」，運送到全身。

但是，攝取過多醣類、脂肪食、酒時，或是因為肥胖而使皮下脂肪等脂肪組織增加時，製造脂蛋白的速度趕不上脂肪組織增加的速度，則中性脂肪就會積存在肝臟而形成脂肪肝。

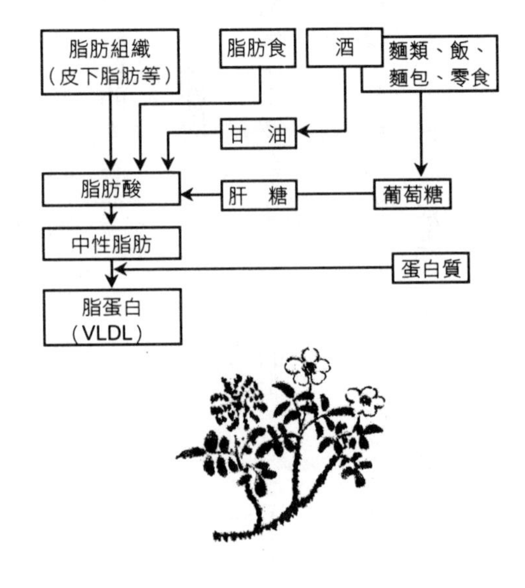

中性脂肪分解的過程

在肝臟合成的中性脂肪，是藉著脂蛋白（VLDL）運送到肝臟外。然後藉著脂蛋白脂肪酶（LPL）分解而產生脂肪酸，進入脂肪細胞內，再次變成中性脂肪儲存下來。

儲存下來的中性脂肪，藉著激素感受性脂肪酶的作用而分解為游離脂肪酸與甘油，運送到體細胞，成為熱量來源被利用掉，再次合成為中性脂肪。

COLUMN

積存在血液、皮下、內臟的脂肪過多會開始「作惡」

脂肪分為四種

構成人體的主要成分是蛋白質、脂肪、礦物質和水分。其中水分所佔的比例最多，佔整體的六十％，其次是脂肪，佔十％。也就是說，體重六十公斤的人，有六公斤是脂肪。

脂肪大致分為四種。第一是膽固醇，第二是中性脂肪，第三是磷脂質，第四是游離脂肪酸。而類固醇激素或脂肪酸的維他命等，也都是屬於廣義的脂肪類，另外也有一些量較少而被排除在脂肪範圍之外的物質。

脂肪存在於皮膚、皮下、肌肉、骨骼、神經、血液、內臟等全身各處。而血液和皮膚、內臟中所分布的脂肪量，對健康有極大的影響。血液中有中性脂肪、游離脂肪酸、膽固醇等。

壞膽固醇的增加是危險的信號

一旦血中脂肪之一的膽固醇增加，就會成為動脈硬化或心臟病的原因。人體內平均有一〇〇～一五〇公克的膽固醇。膽固醇首要作用就是製造身體的細胞膜。如果細胞是家，那麼，膽固醇就是柱子。建造家園時需要膽固醇，然而膽固醇太多，就會變成全都是柱子的住家，結果無法充分發揮家的機能，甚至妨礙生活。

這時的問題並不是血中所含有的膽固醇，而是壞膽固醇（ＬＤＬ膽固醇）與好膽固醇（ＨＤＬ膽固醇）的比例。

好膽固醇會將體內多餘的膽固醇送到肝臟加以處理。為了維持健康，好膽固醇的比例應該比壞膽固醇多。

積存在內臟的脂肪比積存在腹部的脂肪更可怕

體內多餘的脂肪蓄積在脂肪細胞內，而大多蓄積在皮下。蓄積在皮下組織的體脂肪總稱為「皮下脂肪」，蓄積量依部位的不同而有不同。

剛出生的嬰兒，皮下脂肪的分布非常均勻，然而隨著年齡的增長，失去了其均

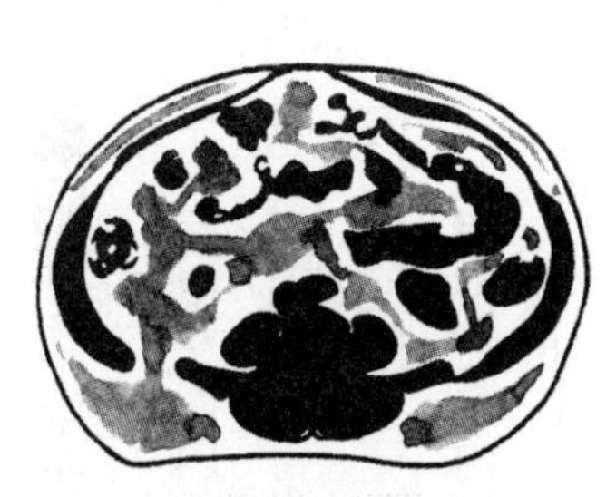
內臟脂肪蓄積型

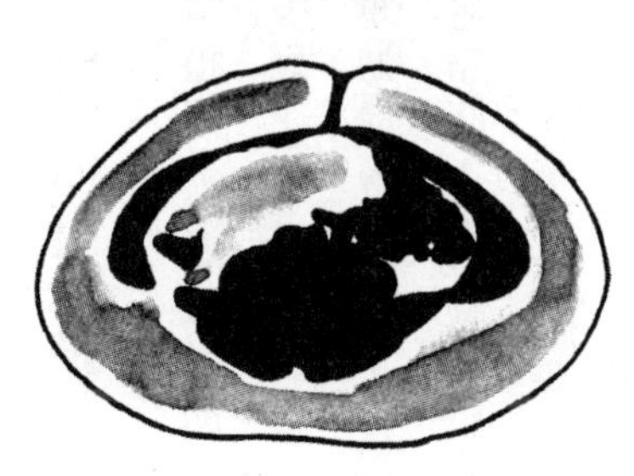
皮下脂肪蓄積型

勻性，會出現皮下脂肪較厚處與較薄處。皮下脂肪不均勻的狀態，不光是會造成體型上的問題，同時也和生活習慣病等有密切的關係。

一般來說，腹部、腰部、大腿上方容易蓄積較多的皮下脂肪。

此外，內臟周圍也會蓄積脂肪。肥胖依脂肪分布的不同，可以分為「皮下脂肪型」與「內臟脂肪型」。

內臟脂肪型與皮下脂肪型相比，糖及脂肪的代謝不佳，因此，容易罹患疾病。

膽固醇或血中脂肪蓄積是「疾病的根源」

血中積存脂肪，會對身體造成各種影響。有點肥胖時，就要注意健康診斷的檢查值，防範疾病於未然。

■肥胖可能會引起高血壓、糖尿病或猝死

蓄積在體內的脂肪會不斷的合成與分解。合成與分解取得平衡，就是健康的身體。而因為吃得過多或運動不足，分解力趕不上合成作用時，則脂肪就會積存在體內。相反的，充分運動提高分解力，就能減少脂肪量。

蓄積在體內的體脂肪，幾乎都與膽固醇或中性脂肪等血中脂肪有關。體脂肪大多蓄積在血管、皮下、肝臟、心臟等處，蓄積太多，會成為高血壓、高血脂症、糖尿病、痛風、腎臟病等各種疾病的原因。有時甚至會引起猝死。

此外，積存於血中的脂肪（血中脂肪），同樣也會對其他內臟器官造成影響。如果脂肪積存在血管內壁，則可能會使動脈硬化惡化，另外，也和心肌梗塞、腦中風等會危及生命的疾病有關。

藉著改善生活就可以防止疾病發生

肥胖不光是會引起這些疾病，同時也和疾病症狀互相影響，使得其狀態惡化。另一方面，攝取的熱量減少，或是藉著運動分解中性脂肪、大量釋出中性脂肪，就可以減少脂肪。

基於這個理由，有點肥胖的人容易生病，不過，只要藉著飲食和運動減少體脂肪，就可以防範疾病於未然，同時也可以改善高血壓或糖尿病等疾病。因此，若是判定「有點肥胖」，就儘早藉著食物療法或運動療法等，努力避免血中的脂肪再度增加。

體脂肪增加時……

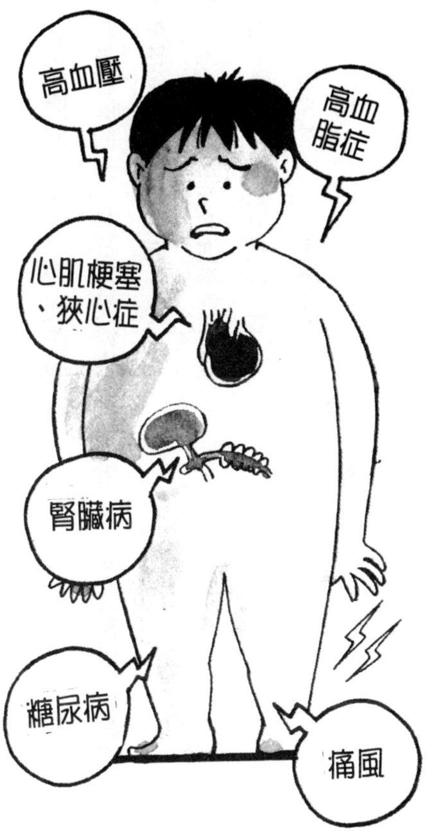

高血壓
高血脂症
心肌梗塞、狹心症
腎臟病
糖尿病
痛風

被判定為肥胖時要注意檢查值！

被判定為肥胖的人，若是接受健康檢查，則一定要注意檢查的數值。健康檢查的數值，是發現隱藏性疾病的重要指標。

肥胖的人，要特別注意血中膽固醇、中性脂肪、尿酸值、肝功能檢查等的數值。此外，每次檢查時，都要注意數值是否上升。

檢查值出現異常時，一定要就醫。

太少也會成為問題

體脂肪太少，也會對人體造成不良的影響。

體脂肪是維持人體活動不可或缺的成分，減少到一定量以下時，就無法讓身體充分發揮機能。

尤其對於女性，體脂肪具有能夠讓女性荷爾蒙雌激素正常活動的重要作用。太少時則會抑制雌激素的活動，容易引起月經不順的現象。

COLUMN

發現疾病的問診、觸診及檢查

分辨疾病的檢查

在醫院判定為「肥胖」時，則在進行治療之前，要檢查是否有伴隨肥胖的併發症。

首先要藉著問診仔細詢問病歷。家中有無肥胖者，是否有人罹患糖尿病、高血壓、動脈硬化等毛病，要詢問家族歷。

其次要詢問既往歷，是否使用過會誘發肥胖的藥物。為了掌握肥胖的原因和狀態，要詢問體重開始增加的時期、經過、增加的方式、環境、壓力、攝取食物的方式等。也要詢問睡眠、排便、月經、頭痛、狹心症、呼吸困難等問題。

同時要藉著視診和觸診觀察血管、呼吸、皮膚等，調查有無併發症。

此外，為了診斷併發症，也要進行以下的檢查。經由這些檢查而能夠知道的疾病如四十九頁表所示。

①驗尿（糖、蛋白、丙酮）。

②末梢血液（紅血球數、血色素、血球容積比、白血球數、血小板數、嗜酸性白細胞數）。

③血液生化檢查（膽固醇、HDL膽固醇、中性脂肪、LDL膽固醇、尿酸、尿素氮、肌酸酐、GOP、GPT、ALP、γ-GTP、膽鹼酯酶等）。

④心電圖。

⑤胸部X光檢查。

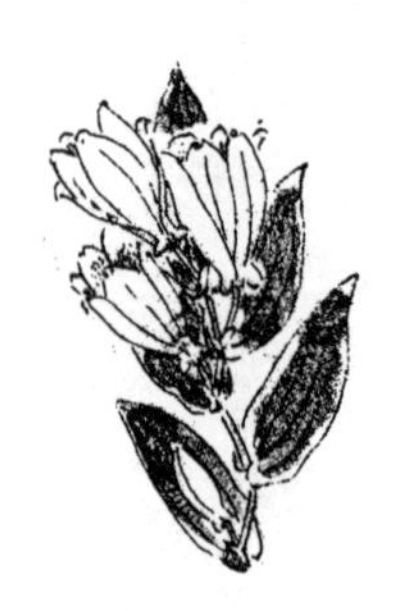

經由檢查可以得知伴隨肥胖的併發症

	併發症	檢查
循環系統	高血壓、心肌肥大、缺血性心臟疾病、動脈硬化症、靜脈血栓症	胸部X光、心電圖、心臟超音波圖、血清膽固醇、三酸甘油脂、HDL-LDL膽固醇
呼吸系統	肺換氣障礙、睡眠時無呼吸症候群、打鼾	胸部X光、肺功能、血液氣體分析
消化系統	膽結石症、脂肪肝、胰臟炎、痔瘡	腹部超音波、膽道造影、γ-GTP或血清GOT、血清GPT、血清蛋白、澱粉酶、ICG
內分泌、代謝系統	糖尿病、高血脂症、痛風	葡萄糖耐量試驗、血糖、糖血紅蛋白、果糖胺、血清脂質、尿酸、結晶IRI、BBT、性荷爾蒙、LH-RH、氯蔗酚胺試驗、婦科檢查
泌尿系統	蛋白尿、腎變病症候群、慢性腎炎	尿蛋白、血清BUN、肌酸酐、腎功能
精神、神經系統	頭痛、嗜睡發作、精神神經症狀	腦波、頭部CT
運動系統	變形性關節症、骨質疏鬆症	骨X光檢查
皮膚科疾病	偽性黑色表皮瘤、皮膚線條、多汗症、摩擦疹、皮膚感染症	皮膚科的檢查
外科疾病	疝、麻醉及手術併發症	
其他	中暑、腮腺炎、扁桃肥大	

（資料：『肥胖與消瘦的臨床檢查』近森一正 19：94）

與肥胖有關的疾病群

肥胖是各種疾病的溫床。肥胖不是病，但是，肥胖容易引起不適的症狀或疾病，這些要因複雜糾纏在一起，就會使得疾病惡化。

高血壓

■罹患高血壓的頻率高達三～四倍

攝取過多的鹽分或壓力、喝太多酒等危險因子，容易引起高血壓，而特別會成為問題的，就是肥胖。

和不算胖的人相比，肥胖的人得高血壓的頻率高達三～四倍。而且肥胖者一旦得高血壓，症狀都不算是輕微，血壓值很高而且不容易下降。

■胰島素過剩分泌使血壓上升

肥胖的人血壓比較高，這是因為血中多餘的糖要成為脂肪蓄積下來，和**胰島素**這種荷爾蒙的作用有密切的關係。肥胖的人胰島素功能不良，需要分泌大量的胰島素才能處理糖。

結果胰島素過剩分泌，使得鈉蓄積，血壓上升。同時胰島素對於調整血壓的交感神經系統產生作用，活化讓血壓上升的系統。

肥胖的人，末梢細微的血管因為大量的脂肪而受到壓迫，因此，血液循環不順暢，血液流通受阻，導致粗大動脈內的壓力增加，使得血壓上升。

收縮壓為一四〇㎜Hg、舒張壓為九十㎜Hg以上就是高血壓

高血壓是經由測定血壓而診斷出來的。

血液在全身的血管內流動，經常循環於體內。以心臟為基點的血液循環，是藉著心臟反覆收縮與擴張而持續進行。當心臟收縮時，心臟內的血液送達動脈，擴張時，血液由靜脈流回心臟。

心臟收縮時，加諸於動脈血管壁的壓力稱為「收縮壓（最高血壓）」，而擴張時的壓力則稱為「舒張壓（最低血壓）」。測定這兩者的數值，如果兩者或有一方的數值較高，就是「高血壓」。

血壓是從流到血管的血液量和血管的阻力來決定的。根據WHO（世界衛生組

織）以及ＩＳＨ（國際高血壓學會）於一九九九年二月重新製訂的標準，最理想的血壓範圍（最適當血壓）為收縮壓一一九㎜Hg以下、舒張壓七九㎜Hg以下。

收縮壓在一四〇㎜Hg以上、舒張壓在九十㎜Hg以上，就診斷是高血壓，而在正常範圍內，收縮壓在一三〇㎜Hg以上，舒張壓在八五㎜Hg以上，則稱為「正常高值」，亦即在正常範圍內是屬於較高的數值。

加速動脈硬化、形成腦溢血、腎功能不全

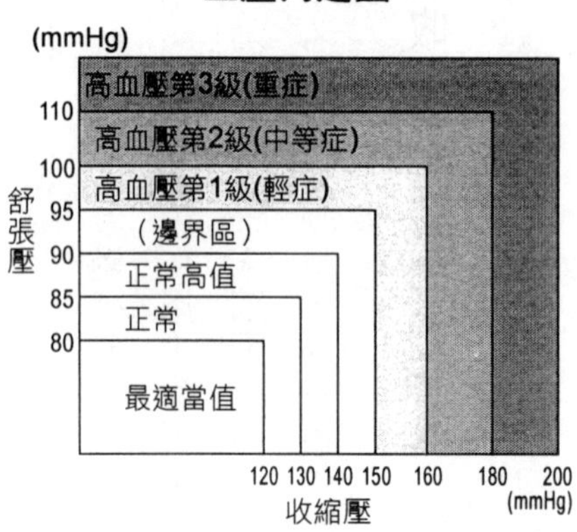

血管壁長期間承受較高的壓力，血管就會受損，缺乏彈性，加速**動脈硬化**。高血壓和動脈硬化有密切的關係，會互相影響而使症狀惡化。

高血壓是在沒有自覺症狀的情況下持續進行的疾病。放任不管，會造成心臟的負擔，心臟變大而使血壓升高，形成惡性循環。因此，容易引起腦溢血或心臟功能不全、腎功能不全等危急生命的疾病。

不胖的人也會出現高血壓，不過一旦肥胖，則血壓可能會更高。肥胖的人要藉著減少食量，改善胰島素的過剩分泌現象，並且減少脂肪，就可以使血壓下降。

胰島素

為了處理血中的葡萄糖，由胰臟分泌的荷爾蒙。人體活動時，會將葡萄糖轉換為熱量來使用，而多餘的葡萄糖則成為脂肪蓄積下來。

肥胖而且食量較大的人，胰島素大量分泌。反覆出現這種現象，則胰島素處理糖的能力降低，這就稱為「胰島素抗性」。

由動脈硬化引起的疾病

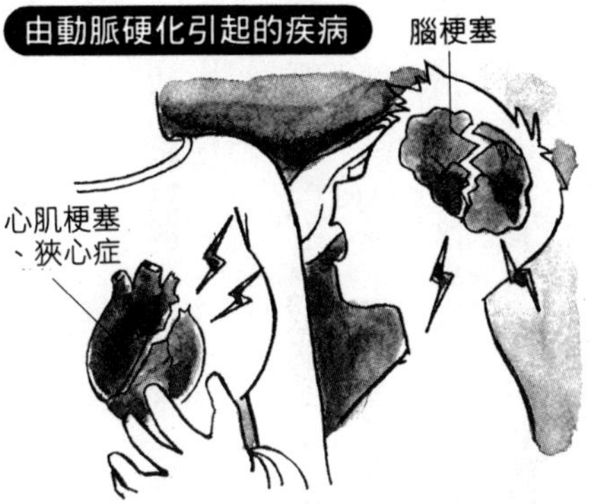

腦梗塞

心肌梗塞、狹心症

動脈硬化

血管壁有膽固醇沈著，內腔變得狹窄，血管組織肥厚、脆弱的狀態，稱為動脈硬化。一旦引起動脈硬化，細動脈的血流不順暢，容易形成阻塞血管的血栓。

罹患高血壓、糖尿病、高血脂症、高胰島素血症的人，較容易出現動脈硬化。這些疾病都和肥胖有密切的關係，由此可知，肥胖和動脈硬化關係密切。

放任動脈硬化而不管，可能會引起心臟病或腦中風等致命疾病，最好能早期發現。

控制鹽分攝取量，大量攝取蔬菜、水果及海藻類

肥胖的人通常吃很多主食，而且喜歡吃較鹹的副食。鈉攝取過剩，會成為血壓上升的原因，所以在消除肥胖的同時，也要控制鹽分的攝取量。

攝取過多食鹽，血中的鈉增加，因為滲透壓的關係，水分會從血管周圍的組織吸入血管中，使血管內流動的血液量增加。因此，血液給予血管的壓力就會升高，造成高血壓。

要避免攝取過多的食鹽，當然就要少吃鹽分較多的食品，同時要大量攝取各種蔬菜和海藻。蔬菜和海藻中所含的鉀，可以促進體內過剩鈉的排泄，達到降壓的效果。

具有降壓效果的食品

蔬菜、藷類

蔬菜中含有鉀和鎂，所以在排泄鉀方面，可以發揮相輔相成的效果。必須去除澀液的蔬菜，如果在滾水中的時間太長，會使鉀流失，要注意。

食品名	一百公克的鉀含量(mg)	食品名	一百公克的鉀含量(mg)
荷蘭芹	1000	高麗菜芯	610
百合根	740	慈菇	600
款冬莖	740	毛豆	590
波菜	690	明日葉	540
截果豬毛菜	680	竹筍	520
切鴨兒芹	640	線鴨兒芹	500
芋頭	640	茼蒿	460

水　果

水果是最適合用來攝取鉀的食物，生吃非常方便，而且不用擔心調理時會損失鉀。但是糖分較多，為避免成為肥胖的原因，蘋果 1 天只能吃 1 個，橘子 1 天只能吃 2 個，要遵守適量的原則。

食品名	一百公克的鉀含量(mg)	食品名	一百公克的鉀含量(mg)
杏(乾)	1300	奇異果	290
無花果(乾)	840	石榴(生)	250
酪梨	720	柚子(汁)	210
乾柿子	670	木瓜	210
加州梅(乾)	480	櫻桃	210
香蕉	360	夏橙	190
甜瓜	340	桃子	180

海藻類

海藻類是鉀含量最多的食品。是超低熱量的食品，含有豐富的食物纖維，是肥胖的人應該積極攝取的食品。一次不能吃很多，但最好每餐都吃。

食品名	一百公克的鉀含量(mg)	食品名	一百公克的鉀含量(mg)
海帶絲	8200	羊栖菜乾	4400
海帶乾	6100	海萵苣乾	3200
海帶芽乾	5200	石花菜乾	3100
乾岩紫菜	4500	乾紫菜、烤海苔片	2400

（5訂日本食品標準成分表）

高血脂症

中性脂肪過多時容易引起高血脂症

吃得過多或運動不足，會使體內積存多餘的熱量，而這些熱量都會變成中性脂肪。

高血脂症是指，血中膽固醇或中性脂肪較高的狀態，是引起動脈硬化的原因之一。九十%的肥胖者中性脂肪都較高，幾乎所有的肥胖者都有高血脂症的現象。

問題在於好壞膽固醇的平衡

膽固醇與肥胖有關，當壞膽固醇（ＬＤＬ膽固醇）增加、好膽固醇（ＨＤＬ膽固醇）減少時，會對肥胖造成影響。壞膽固醇增加而好膽固醇減少，則動脈硬化會持續進行。

動脈壁是一種末梢組織，一旦壞膽固醇積存在此處，就會加速動脈硬化，如果這時能夠去除積存膽固醇的好膽固醇減少，就會形成膽固醇殘留在動脈壁的狀態，使得動脈硬化持續進行。

肥胖的人或總膽固醇不是很高的人很多，但是，當壞膽固醇增加、好膽固醇減少時，這二個膽固醇就會失去平衡。六十％的肥胖者都有壞膽固醇增加、好膽固醇減少的傾向。這是因為血中中性脂肪增加時好膽固醇會減少的緣故。

中性脂肪不光是會使好膽固醇減少，同時會使得壞膽固醇的性質更為惡化，使血液更容易凝固，因此，容易形成血栓症。很多肥胖者都藉著改善飲食以及運動而減少中性脂肪，增加好膽固醇。

由檢查值可以判斷是否為高血脂症

脂質代謝異常，可以分為總膽固醇值較高的「高膽固醇血症」，以及壞膽固醇值較高的「高LDL膽固醇血症」，還有中性脂肪值較高的「高中性脂肪血症」，這些都算是高血脂症。

另外，中性脂肪在標準值的範圍內，但好膽固醇值較低，則可以診斷為「低HDL膽固醇血症」。

memo

如果「總膽固醇值較高」……

膽固醇的正常值是總膽固醇為120～220mg／dl，好（HDL）膽固醇值為40～70mg／dl，壞（LDL）膽固醇值為140mg／dl以下。不能光是看總膽固醇值。

總膽固醇值為 250mg／dl 的人，醫生可能會說：「膽固醇值比較高，要注意喔。」但若是好膽固醇值為 100mg／dl，壞膽固醇值為 140mg／dl，則這個人不需要特別的治療。另一方面，就算總膽固醇值相同，而好膽固醇值為 50mg／dl，壞膽固醇值為 200mg／dl，則這個人就必須要接受治療。

●高膽固醇血症患者的開始治療標準值與治療目標值（mg／dl）症狀

症狀	檢查項目	開始進行食物療法標準值	開始進行藥物療法標準值	治療目標值
①冠狀動脈疾病（無） 其他的危險因子（無）	總膽固醇 LDL 膽固醇	220 以上 140 以上	240 以上 160 以上	220 未滿 140 未滿
②冠狀動脈疾病（無） 其他的危險因子（有）	總膽固醇 LDL 膽固醇	200 以上 120 以上	220 以上 140 以上	200 未滿 120 未滿
③冠狀動脈疾病（有）	總膽固醇 LDL 膽固醇	180 以上 100 以上	200 以上 120 以上	180 未滿 100 未滿

（註）所謂冠狀動脈疾病，指的是狹心症、心肌梗塞。同樣是膽固醇值，但是依個人所具有的危險因子而有不同的治療方針。例如，總膽固醇值同樣為214mg／dl，但是可能有以下的情況。

- 35歲女性＝相當於①。不需要特別進行食物療法。1年後必須抽血檢查。
- 抽煙的60歲男性＝相當於②。首先要以食物療法為主，改善生活習慣。3個月之後要做抽血檢查。

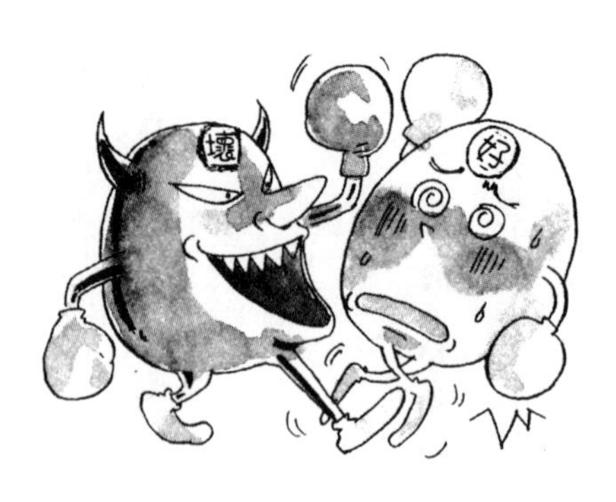

糖尿病

主要原因是脂肪攝取過多以及運動不足

光是肥胖就容易得糖尿病，最大的問題就是脂肪攝取過多。脂肪攝取過多時，除了成為熱量使用掉的脂肪之外，多餘的脂肪會蓄積在內臟，抑制胰島素的作用。此外，肥胖的人大多運動不足，使得胰島素的功能更為惡化而引發糖尿病。

其他會出現糖尿病的原因，則包括高血壓或壓力、體質等。

空腹時血中所含的葡萄糖量（血糖值）超過一二六mg／dℓ，則視為是糖尿病。空腹時的血糖值以一一〇mg／dℓ最為理想，就算不是糖尿病，但是，有肥胖現象的人，血糖值通常較高，為一二〇mg／dℓ。

因為胰島素分泌量不足等而引起糖尿病

用餐而攝取到體內的醣類分解為葡萄糖之後，由小腸吸收，經由血液運送到肝臟或脂肪組織。

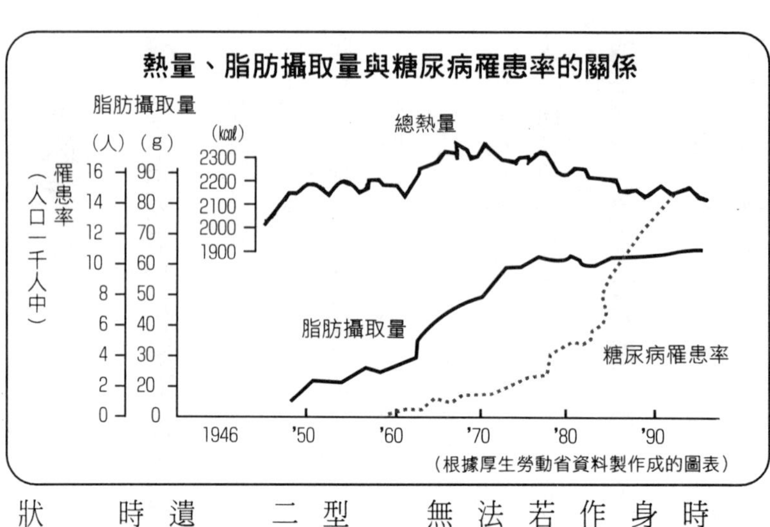

所以用餐後，不論是誰血糖值都會升高。這時胰島素荷爾蒙會幫助血中的葡萄糖（血糖）被身體各組織的細胞吸收利用，具有降低血糖值的作用。通常二小時後，血糖值就會恢復原狀。但若是缺乏胰島素或胰島素功能不良時，葡萄糖無法順暢被處理掉，血糖值一直維持較高的狀態而無法下降，持續這種狀態就是糖尿病。

糖尿病可以分為「**1型糖尿病**（胰島素依賴型）」和「**2型糖尿病**（胰島素非依賴型）」這二大類型，大部分是屬於2型糖尿病。

2型糖尿病大多是因為遺傳因素而發病。有遺傳因素，而又吃得過多、運動不足而導致肥胖時，就容易得糖尿病。

不論哪一型的糖尿病，都會持續出現高血糖狀態，全身容易引起各種併發症，一定要注意。

1型糖尿病……………………

因為胰島素幾乎無法分泌而引起的，因此，要經常由外部補充胰島素。大多十五歲以前就會發病。

2型糖尿病……………………

雖然會分泌胰島素，但是，胰島素分泌量較少或是無法順暢發揮作用而引起。攝取食物後，血糖值急速上升，很難下降。

國人的糖尿病大半是2型糖尿病，和生活習慣有密切的關係。當然也有由2型轉為1型的例子。

❗容易得糖尿病的國人

糖尿病的發病與體質有密切的關係。

與歐美人相比，亞洲人用來處理高血糖的胰島素分泌不良，因此，具備了容易得糖尿病的體質因素。根據一九九八年日本厚生省（現在的厚生勞動省）所進行的調查，日本全國的糖尿病患者約六百九十萬人，將來可能得糖尿病的「後備軍」約六百八十萬人。

COLUMN

容易得糖尿病的類型與預防法

愛吃零食、容易積存壓力型

九十%的糖尿病都是胰島素非依賴型。如果家人或親戚中有得糖尿病的人，那就必須注意了。即使有遺傳因素，也有很多人不會發病。相反的，有些人雖然沒有遺傳因素，卻可能發病。

容易得糖尿病的人，具有共同的行動方式。亦即幾乎都擁有肥胖者會出現的生活習慣，所以，屬於六十三頁表類型的人要特別注意。

藉著併用食物療法與運動療法預防糖尿病

糖尿病和暴食、運動不足有密切的關係。因此，納入食物療法與運動療法來預防最有效。

肥胖是因為脂肪過剩蓄積在體內，使得葡萄糖利用不良。此外，吃得過多，體內攝取大量的葡萄糖，而肌肉或細胞無法好好的吸收葡萄糖時，只要運動或注意飲食以消除肥胖，使胰島素的功能順暢，就能改善糖尿病。

●減少食品的攝取熱量

糖尿病的食物療法首先要決定攝取的熱量。我們一天所需的熱量，依體格或活動量等的不同而有不同，不過大約以一千八百大卡為標準。

肥胖的人所攝取的熱量，已經大幅度超過標準量，驟然減少熱量，恐怕無法長

這些人必須注意！

①愛吃油膩的食物
②愛吃甜食
③年輕時比較瘦……
④幾乎不運動
⑤每天忿忿不平
⑥吃東西很快
⑦無法在「吃八分飽」的狀態下放下筷子
⑧有吃零食或一邊做事一邊吃東西的習慣
⑨蘋果型肥胖

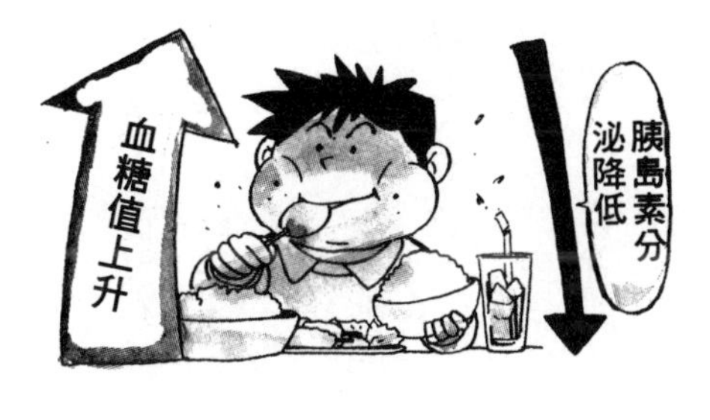

期持續減少熱量，所以，應該循序漸進的減少食量。

另外，取得均衡的營養也很重要。糖尿病要限制食量，不過基本上並沒有什麼不可以吃的東西，只要注意別攝取太多的醣類、脂肪即可，而且最好從蔬菜、乳製品、海藻類、菇類中積極攝取維他命及礦物質。

基本上，三餐都要好好的吃。如果有一餐不吃，則因為反彈作用，下一餐的食量可能會增加，導致血糖值驟然上升。此外，也要盡量避免吃點心、零食。

●一週三天的步行運動

運動可以有效的消耗掉從食物中攝取的熱量，燃燒多餘的脂肪。這樣就能使胰島素的功能順暢。

原則上要選擇能夠輕鬆、長久持續進行的運動。建議各位採用步行的方式。開始步行二十分鐘後，肌肉中的肝糖會轉換為熱量利用掉，肝糖被使用掉之後，就可以利用體內的脂肪。

因此，至少要走三十分鐘。不要一週內集中在一次走二小時，應該一週中利用三天來步行，每次步行三十分鐘。血糖值在飯後一～二小時後開始上升，這時進行運動比較有效。剛用過餐後要避免做運動。

痛風

■大量飲酒或暴食是痛風的原因

以前聽說美食家容易罹患痛風或痛風「後備軍」高尿酸血症，不過，現在肥胖的人或愛喝酒的人也會出現這種症狀。

愛喝酒以及暴食的人大都是肥胖者，肥胖者引起稱為「痛風發作」的關節炎的機率是非肥胖者的四倍。

■會出現「吹到風也覺得疼痛」的劇痛

尿酸是細胞核的成分代謝時所形成的老廢物。尿酸的原料是嘌呤體，除了可以從食物中攝取之外，體內也會製造出來。體內每天製造尿酸，而等量的尿酸每天經由腎臟排出，所以通常能夠維持穩定的尿酸量。

一旦尿酸增加過多，尿酸無法溶於血液中時，就會形成引起痛風發作的**高尿酸血症**。

血液中的尿酸過剩時，尿酸會直接蓄積在組織內結晶化。這個結晶積存在關節中，就會引起強烈的發炎症狀而引發痛風。這種發作是「吹到風也會覺得疼痛」的劇痛。

約七成的人在剛開始發作時，症狀會出現在腳拇趾根部，同時關節腫脹、發熱，並且持續數天。

根據血液檢查的調查，男性的正常尿酸值為四・〇～七・〇mg／dℓ，女性為三・〇～五・五mg／dℓ。若超過九mg／dℓ，則幾年內痛風發作的機率高達九十％。

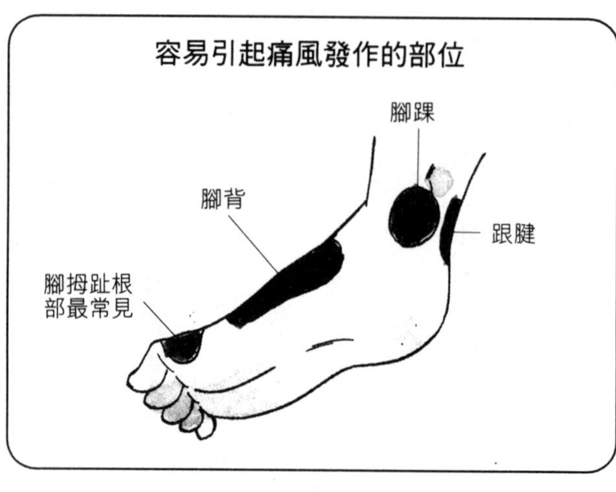

■大多出現在在腳的拇趾根部

得痛風的人百分之九十八是男性。女性比較少，這是因為女性荷爾蒙會促進腎臟排泄尿酸。男性容易罹患痛風，是因為肌肉量較多的緣故。

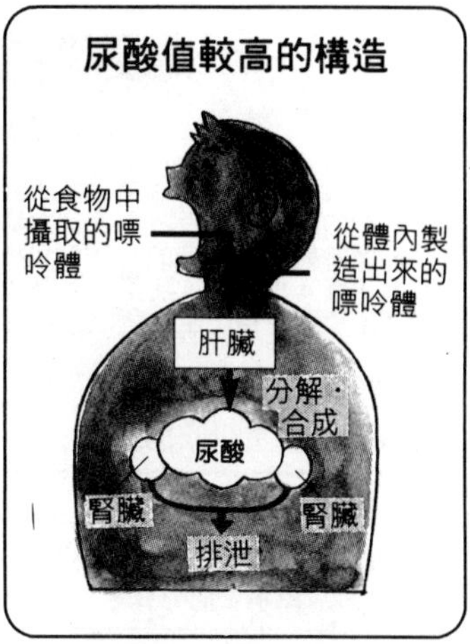

尿酸值較高的構造

從食物中攝取的嘌呤體
從體內製造出來的嘌呤體
肝臟
分解・合成
尿酸
腎臟
腎臟
排泄

但是女性停經後，由於女性荷爾蒙分泌減少，尿酸值也會稍微上升，所以得痛風的危險性就會提高。

容易引起痛風的部位，主要是在腳。除了腳拇趾根部之外，腳背、跟腱、腳踝等，也容易出現痛風症狀。

痛風慢性化時，尿酸鹽不光是積存在關節，也會沈著於皮下，形成隆起的瘤。這就是「痛風結節」。痛風結節容易出現在耳垂上的軟骨部分以及手腕的背部、拇指關節外側等。

尿酸會破壞血管壁，加速動脈硬化。所以當尿酸值上升時，就算沒有出現痛風發作的現象，也會變成加速動脈硬化的原因。此外，無法隨著尿排出體外的尿酸，

●酒精中的嘌呤體含量

酒的種類		總嘌呤量（mg/100dℓ）
啤酒	A公司	5.12
	B公司	6.86
	C公司	4.35
	特級威士忌　D公司	0.12
	白蘭地－VSOP　E公司	0.38
	濃度25%燒酒	0.03
	一級清酒	1.21
	葡萄酒	0.39

（資料：帝京大學醫學部第二內科調查）

memo

嘌呤體含量較多的食品

痛風發作時要採用食物療法，這時要考慮到糖分和脂質的攝取量，攝取營養均衡的飲食，同時避免含有大量嘌呤體的食品，防止血清尿酸值上升。

嘌呤體含量較多的食品，包括內臟、肝臟、魚精、魚卵、沙丁魚等海鮮類和肉湯等。相反的，蔬菜或海藻類具有容易讓尿酸溶入尿中的性質。利用食物療法治療要持續一生，所以最好在不勉強的狀況下持續下去。

●痛風者盡量少吃的食品

食品名	食品中嘌呤體氮含量(mg/100g)
遠東沙腦魚乾、柴魚片、小乾白魚、雞肝、三線雞魚魚精、酒蒸鮟康魚肝臟、乾香菇	126～500
明蝦、磷蝦、竹筴魚乾、豬肝、牛肝	101～125
鰹魚、虹鱒、遠東沙腦魚、乾魷魚、斑節蝦、秋刀魚乾、牡丹蝦卵、蟹黃、大豆	76～100

（資料：『高・低血脂症、肥胖、嘌呤體代謝異常』）

結晶化之後會積存在腎臟內，使腎臟出現障礙，形成「痛風腎」。

高尿酸血症……………………

血中的尿酸值超過七mg／dℓ的狀態。一旦尿酸值超過七mg／dℓ，尿酸會結晶化，這時即使痛風沒有發作，但還是有引起痛風發作的危險性。

尿酸值七～八mg／dℓ時，只要改善生活方式就能改善這種現象。若超過九mg／dℓ，就要接受藥物治療。

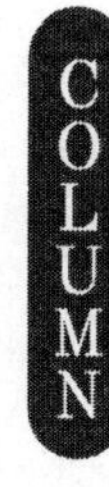

容易得痛風的類型——美食家、大食客

在五個成年男性中，就有一個人罹患尿酸值為七mg／dℓ以上的高尿酸血症。引起痛風發作的年齡有年輕化的傾向。以前痛風被稱為「富貴病」，現在則是非常普遍的疾病。

痛風和生活習慣有密切的關係，得痛風的人具有以下的共通特徵。

●肥胖度較高

肥胖會抑制尿酸排泄，所以肥胖度愈高，尿酸值也愈高。大吃大喝是痛風的原因。

●愛喝酒

喝酒容易在體內形成尿酸，尤其是啤酒中含有很多嘌呤體。每天喝很多啤酒的人，尿酸值會上升。

●中性脂肪較多

痛風的人，半數以上會併發高血脂症與肥胖。中性脂肪較多是高血脂症的特徵。

●愛吃內臟

嗜吃尿酸材料嘌呤體含量較多的食物。

●做劇烈運動

適度的運動能降低尿酸值，而要瞬間發揮力量的運動，則會造成肌肉極大的負擔，使尿酸值上升。此外，激烈運動會使嘌呤體增加，同時也會抑制尿酸的排泄。

脂肪肝

■因為喝得過多等而使油脂附著在肝臟

吃得過多、喝得過多、運動不足等，持續過著容易發胖的生活，就容易得脂肪肝。從得脂肪肝的人有很多都是肥胖者，就可以了解這一點。

原本「脂肪肝」是指脂肪積存在肝臟的狀態，就像法國料理所使用的鵝肝醬的形狀一樣，是有脂肪附著的肝臟。脂肪肝是因為攝取過多脂肪、糖分或喝酒而引起的。

通常，在肝臟合成的脂肪是脂蛋白（ＶＬＤＬ），釋放到血液中。如果合成與釋出取得平衡，就不會得脂肪肝，但如果合成超過分解，則脂肪就會積存在肝臟。

形成脂肪肝的肝臟比正常的肝臟更為腫大，肝臟細胞會積存黃色的脂肪，所以顏色也從紅色變成略帶黃色。

攝取過多含有較多脂肪的料理，以及飯、麵包等碳水化合物或酒時，脂肪無法完全被分解完，剩餘的部分就成為中性脂肪積存在肝臟。通常肝臟細胞都是緊密排列著，但是如果脂肪積存在細胞中，就會出現許多白色的小圓球。

肝臟細胞中的中性脂肪達到三十％以上，就稱為「脂肪肝」。

■沒有自覺症狀，大多是經由血液檢查而發現

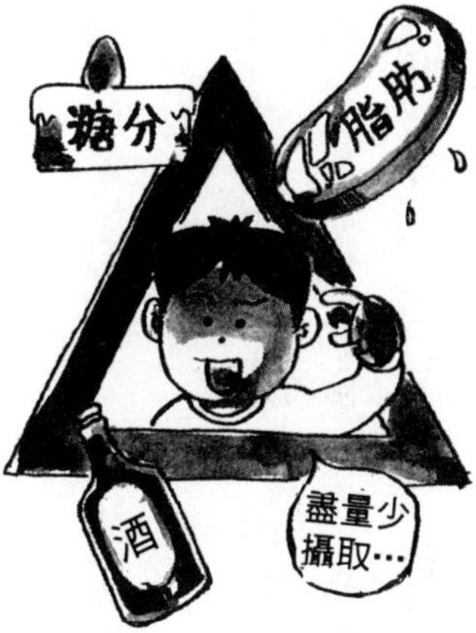

脂肪肝幾乎沒有自覺症狀。但是肝臟是藉著各種酵素的作用分解脂肪或糖分，所以，只要進行血液檢查，了解血液中有多少肝細胞的酵素，就可以判斷。

如果是酒造成的，則γ－GTP和GOT的數值會比較高，若是其他的原因，則GPT的數值會

比較高。中性脂肪或膽固醇值較高也可當成參考。此外，在肝臟製造而分泌到血液中的膽鹼酯酶酵素，其在血液中的數值也可以當成判斷的指標。膽鹼酯酶的數值特別會因為肥胖的原因而升高。

放任脂肪肝而不管，則最後會變成肝炎或肝纖維症、肝硬化。此外，也可能會併發高血脂症或動脈硬化、高血壓、糖尿病。很多肥胖的人都是經由血液檢查和健康檢查才知道自己得了脂肪肝。脂肪肝是通知你置身於險境的警告信號，所以一定要改善生活習慣。

❗如何防止脂肪肝……

要避免脂肪積存於肝臟，首先必須避免攝取過多的脂肪或糖分，同時要少喝酒。

此外，缺乏蛋白質，就無法製造出能夠將脂肪運送到肝臟外的脂蛋白，所以，要盡量多攝取蛋白質。

但是，動物性蛋白質含有較多的膽固醇，所以，最好攝取植物性蛋白質或魚。糖尿病的人也容易得脂肪肝，要注意。

❗肝臟的檢查項目

調查肝臟狀態的檢查值如下。

●γ－GTP、GPT

因為酒而造成肝臟障礙時，γ－GTP與GPT的數值會上升。不同的醫療機構有不同的標準，不過γ－GTP的正常值，通常男性為八～六十一，女性為五～二十四，而GPT的正常值以五～四十六為標準。

●GOT

不是來自於酒精性的脂肪肝，則GOT比較高。GOT的正常值為十～三十四。

●膽鹼酯酶

如果這個數值低於標準值，則疑似肝臟障礙。標準值為一八一～四四〇，但是，不同的醫療機構有不同的標準。

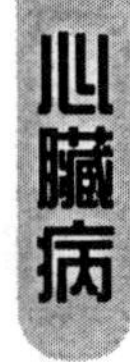

心臟病

■肥胖會造成心臟的負擔

脂肪細胞增加或增大時，心臟送出的血液量就會增多，一旦得高血壓時，也會增大心臟的負擔。

肥胖時，為了將細胞的營養血液送達全身的脂肪組織，因此，心臟會變得肥大而引起毛病。

■送達變厚的皮下脂肪的血液也要增加

一旦肥胖時，皮下脂肪會變厚。皮下脂肪具有很高的絕緣效果，當皮下脂肪增厚時，釋放熱的功能不良，結果體溫上升過度，身體會出現毛病。為了防止這種情況，因此血液量會增加，促進熱的釋放。

這時，為了增加到達皮膚的血流量，心臟的負擔也會增大。

體重增加過多時，活動身體所需的熱量就會變多。而大量的熱量送達肌肉後，在活動身體時，心臟就必須旺盛的發揮作用才行，這當然也會增大心臟的負擔。

不可以突然做劇烈運動

肥胖必然造成心臟的負擔，而肥胖的人突然做劇烈運動，可能會引起心臟病發作。運動是一種壓力，一旦承受強烈的壓力，則不光是血壓上升，體內也會大量釋放出分解脂肪的荷爾蒙**降腎上腺素**、**腎上腺素**。這時體脂肪急速被分解掉，血中的脂肪酸量增加。

突然做劇烈運動會造成反效果

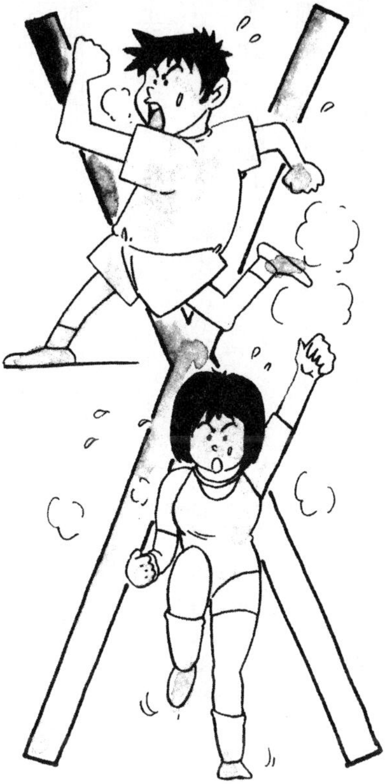

通常，血中的脂肪酸與「白蛋白」結合，一旦脂肪酸增加過多，就會出現無法結合的脂肪酸。

脂肪酸與白蛋白結合，就能順暢的在血管中流通，但是無法結合而維持脂肪酸的狀態時，就會損傷血管內壁，並且使血管內的血液凝固。結果，血液流通不順暢，可能會因為心臟毛病或突然的心臟病發作而引起猝死。

降腎上腺素……………………
由交感神經末端游離出來的神經刺激傳遞質。具有分解脂肪的作用，同時也會使得收縮期、擴張期的血壓上升。

腎上腺素……………………
由腎上腺髓質游離出來的一種荷爾蒙。除了能夠分解脂肪之外，也具有促進血管收縮、支氣管擴張、熱量代謝的作用。

❗首先要從步行或水中漫步開始做運動

肥胖而且平常很少運動的人，一定要避免做過度劇烈的運動。
雖說有氧運動很好，但突然慢跑或做有氧運動時，若是氣喘不休，就必須中止運動。持續下去，可能會引起心臟病發作。
很少做運動的人，要先從步行或水中漫步等不會對心臟造成負擔的運動開始。
有糖尿病或高血壓的人，應該和醫師商量，決定運動的種類或運動量。

其他的疾病

■肥胖容易罹患的疾病及令人擔心的症狀

●膽結石

肥胖的人容易出現因為膽固醇積存而引起的膽固醇膽結石。這是膽固醇流到膽汁裡無法溶解掉而結晶化的物質。容易引起**膽囊炎**或**急性胰臟炎**。

此外，也可能因為驟然限制攝取熱量的減肥而引起膽結石。

●癌症

女性容易受到肥胖的影響。肥胖的女性罹患乳癌、子宮癌、卵巢癌的機率是非肥胖者的三倍。

而男性則容易得大腸癌、前列腺癌。

●尿蛋白

腎功能不良容易出現蛋白。主要原因是肥胖使得血壓較高，造成腎臟的負擔。一旦出現尿蛋白，則可能會轉移為腎功能不全或尿毒症。

●睡眠時無呼吸症候群

肥胖的人容易鼾聲大作，也會出現睡眠中暫時停止呼吸的症狀，稱為睡眠時無呼吸症候群。這是因為肥胖使得胸壁難以活動，而且頸部周圍有脂肪附著，使得呼

肥胖的人容易罹患的疾病

得乳癌的危
險性提高
好喘！
好喘！
走路也會
成為負擔
容易鼾聲大作

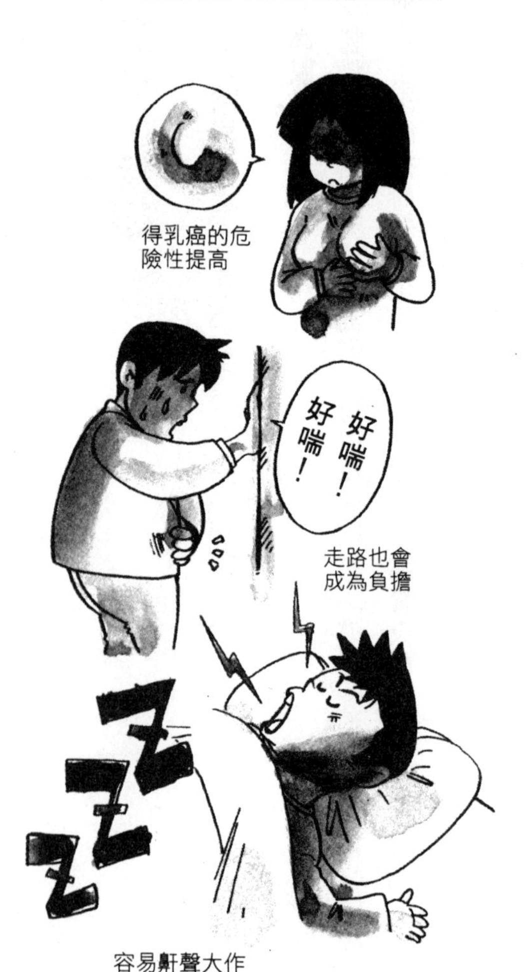

吸道狹窄而造成的。

一夜的睡眠（七小時）中，如果出現了三十次以上持續停止呼吸十秒以上的現象，或一小時的睡眠中，出現五次以上停止呼吸的現象，就可以判定為疾病了。

●變形性膝關節症

肥胖的人，膝蓋會因為走路或上下樓梯而承受較強烈的負擔。膝關節的軟骨磨損，引起伴隨疼痛的變形性膝關節症。女性罹患變形性膝關節症的機率比男性多四～五倍。

膽囊炎……………………

膽囊是儲存肝臟所製造的膽汁的器官，一旦膽汁的成分膽固醇等凝固而成的膽結石出現在膽囊或膽汁的通道，就會引起膽囊炎。

引起膽囊炎時，膽囊上方的右上腹部會產生劇痛，發炎症狀強烈時必須動手術。

急性胰臟炎……………………………………………………………

胰臟在胃的背面，會分泌消化液、胰液，同時也具有分泌調節血糖值的胰島素等荷爾蒙的作用。胰液的流動因為某種原因而惡化時，則消化液本身活化，而胰液積存在胰臟，就可能會消化胰臟。

急性胰臟炎是因為膽結石或過度飲酒而引起，會產生劇烈腹痛。

❗肥胖的人比較容易入睡的原因

肥胖的人經常在開會時打瞌睡。一般來說，肥胖的人因為呼吸不全，所以容易打瞌睡。因為胖而無法充分進行呼吸，無法順暢進行二氧化碳和氧的交換，所以很愛睡覺。

也有人將肥胖這種呼吸不全，以查爾斯．狄更斯小說中經常打瞌睡的胖小孩的名字來命名，稱為「皮克威肯症候群」。

COLUMN

各種對身體造成的不良影響

●不容易麻醉

肥胖的人接受手術時不容易麻醉。乙醚或三氯甲烷等麻醉藥，大多容易溶於脂肪，如果體內有很多脂肪組織，則這些藥被吸收到脂肪組織內後很難到達腦部。此外，肥胖的人動過剖腹手術之後，腹部的皮很難附著。

所以，肥胖會增加手術的危險性。

●腳、膝關節的毛病、腰痛

為了支撐沈重的體重，腳、膝關節、腰容易產生毛病。肥胖的人容易出現變形性關節症或脊椎症。

●皮膚形成皺紋、線條

腹部容易出現皮膚科的疾病。突然肥胖時，皮膚

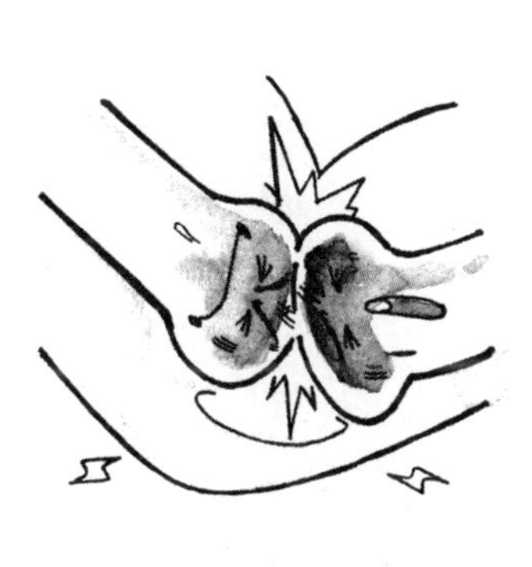

容易出現皺紋或線條。此外，一部分的皮膚容易發黑，形成類似痣的「黑色瘤」。

●月經不順、不孕、性荷爾蒙異常

年輕女性容易引起月經不順、不孕、性荷爾蒙異常。而中高年齡層發胖的人，則容易得子宮體癌以及陰道炎。

第3章

變得「有點肥胖」的理由

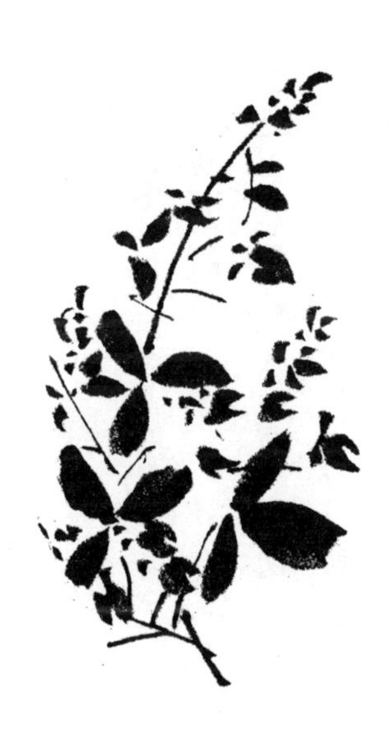

環境──飲食生活多樣化、不規律的生活方式

方便、舒適的生活使體內積存過多的脂肪。從生活在先進國家的人比生活在開發中國家的人更多肥胖者，就可以了解到這一點。

■現代社會充滿容易肥胖的環境

肥胖的原因包括「吃得過多」、「不規律的飲食習慣」、「運動不足」、「基礎代謝量降低」、「遺傳」等，這些複雜因素糾纏在一起，就會引起肥胖。除了遺傳之外，全都和生活有關，不適當的生活習慣容易引起肥胖。

攝取的熱量和使用的熱量取得平衡就不會肥胖。雖然現代社會「方便」、「舒適」，但卻造成了攝取熱量過多、消耗熱量減少的狀況。便利商店或自動販賣機充斥，二十四小時隨時隨地都可以買到食物。

此外，由於高度資訊化社會等的影響，活動身體的機會減少，現代社會可說是聚集了發胖的環境。

「夜晚型的人」比「白天型的人」更容易發胖

肥胖的環境以及每天的生活方式，都會對肥胖造成極大的影響。

身體受到**自律神經**的支配，自律神經是由交感神經和副交感神經所構成。白天活動時交感神經佔優勢，消耗熱量，晚上睡覺時，則副交感神經發揮作用，抑制熱量的消耗。因此，白天活動，交感神經就能活絡的發揮作用而不容易發胖。

持續過著不規律的生活，則交感神經功能不良，消耗的熱量也減少。無法消耗掉的多餘熱量會成為脂肪蓄積在體內，導致肥胖。

基於以上的理由，即使攝取相同的食物，但生活不規律的人，比生活規律的人更容易發胖。

自律神經

自律神經是指控制內臟及血管等作用的神經。我們的手腳可依自己的意思自由的活動，但是心臟或內

memo

何謂Monalisa（蒙娜麗莎）症候群

肥胖的人，交感神經的功能多半有降低的傾向。英文稱為「Most Obesity Known Are Low In Sympathetic Activity」，取其開頭字母而稱為「Monalisa（蒙娜麗莎）症候群」。

這個症候群的意思是「肥胖的人大多交感神經功能減退」。換言之，要防止肥胖，就必須在交感神經佔優勢的白天積極過著活動身體的生活。

臟不能自由的活動，就是受到自律神經控制的緣故。

自律神經分為交感神經與副交感神經。交感神經能讓血管收縮，而副交感神經則讓血管擴張，兩者具有相反的作用。我們在睡覺時內臟會不眠不休的活動，這都是自律神經發揮作用所致。

身體各器官自律神經的作用

交感神經	器官	副交感神經
促進	精神活動	放鬆
擴大	瞳孔	縮小
抑制	支氣管	收縮
收縮、鬆弛	骨骼肌	不變
促進	呼吸運動	抑制
收縮、心跳次數增加	心肌	收縮、心跳次數減少
抑制	食道、胃、腸	促進
抑制	消化液的分泌	促進
擴大	汗腺	不變
促進	基礎代謝	不變
上升	血壓	下降
擴張	冠狀動脈	收縮
收縮	子宮	鬆弛
促進	排卵	不變
鬆弛（蓄尿）	膀胱	收縮（頻尿）
射精	陰莖	勃莖
促進	下垂體、甲狀腺、腎上腺激素的游離	抑制
收縮（起雞皮疙瘩）	立毛肌	不變

飲食習慣——不吃早餐、外食、愛吃零食、暴飲暴食

隨時就想吃零食——容易肥胖的人，不知不覺中有些不好的生活習慣，具有一些形態化的飲食習慣。在此就來檢查一番。

■有無這種飲食習慣呢

肥胖者或容易發胖的人，通常具有以下的飲食習慣或傾向。

①不規律的飲食

沒有在固定的時間吃三餐，可能很晚才吃午餐或晚餐。飲食不規律，長時間持續空腹狀態時，身體為了防止空腹時的飢餓，就會盡量吸收食物，結果導致體脂肪蓄積。

②二餐一起吃

不吃早餐，午餐吃二餐份，或是因為晚餐很晚才吃，所以午餐就吃得特別多，結果導致胰島素分泌旺盛，食物變得容易被吸收。

等量的食物，如果採用少量多餐的方式來攝取，就不容易肥胖。

③很晚吃晚餐，而且吃完後立刻睡覺

晚上副交感神經會讓身體休息，同時也具有儲存營養素的作用。因此，如果晚上很晚才吃東西，則食物容易成為體脂肪蓄積下來。吃完東西立刻睡覺，食物的熱量無法被使用掉，而會全部儲存在體內。

④吃很快

不論和誰一起用餐，每次都是頭一個吃完的人，會有吃得太快、太多的傾向。用餐經過了十五～二十分鐘後，感覺肚子吃飽的滿腹中樞才會開始作用。所以十五分鐘內吃完東西的人，在產生飽足感之前就有吃得過多的傾向。

⑤禁不起食物的誘惑

別人請你吃零食或邀你一起吃東西時，即使肚子不餓，或飯後吃飽了，但一看到食物或飲料，又忍不住伸手拿來吃，這都是肥胖的人經常出現的行動形態。

⑥邊做事邊吃東西

可能一邊看電視或看報紙，一邊若無其事的吃東西。當意識集中在飲食以外的事物上時，滿腹中樞就很難發揮作用，因為一直無法得到飽足感而會吃得過多。

⑦嘴饞

雖然食量不大，但是肥胖的人容易嘴饞，而會伸手去拿東西來吃。這種吃的量很少，但累積下來也會導致肥胖。

⑧簡便的飲食

只依賴速食、料理包或市售的便當等，容易導致營養偏差。而且這些食品大多是高熱量的食品，如果以這些簡便的飲食為主，當然體內就會蓄積脂肪。

⑨愛喝酒

酒幾乎沒有營養素，但卻是高熱量的飲料，像清酒一公克就有七大卡的熱量。此外，酒會促進食慾。喝酒之後喜歡吃高熱量下酒菜的人，一定會肥胖。

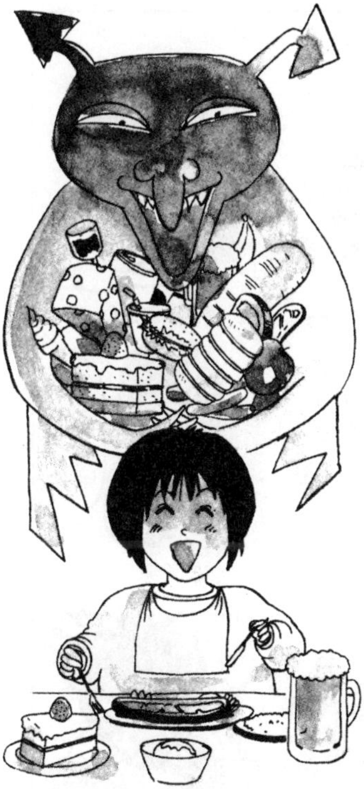

⑩愛喝甜果汁或飲料

飯後喜歡喝罐頭果汁或保特瓶飲料等甜飲料的人，即使食量較少，但是糖分也會攝取過多。三五〇毫升含有砂糖的清涼飲料，其熱量

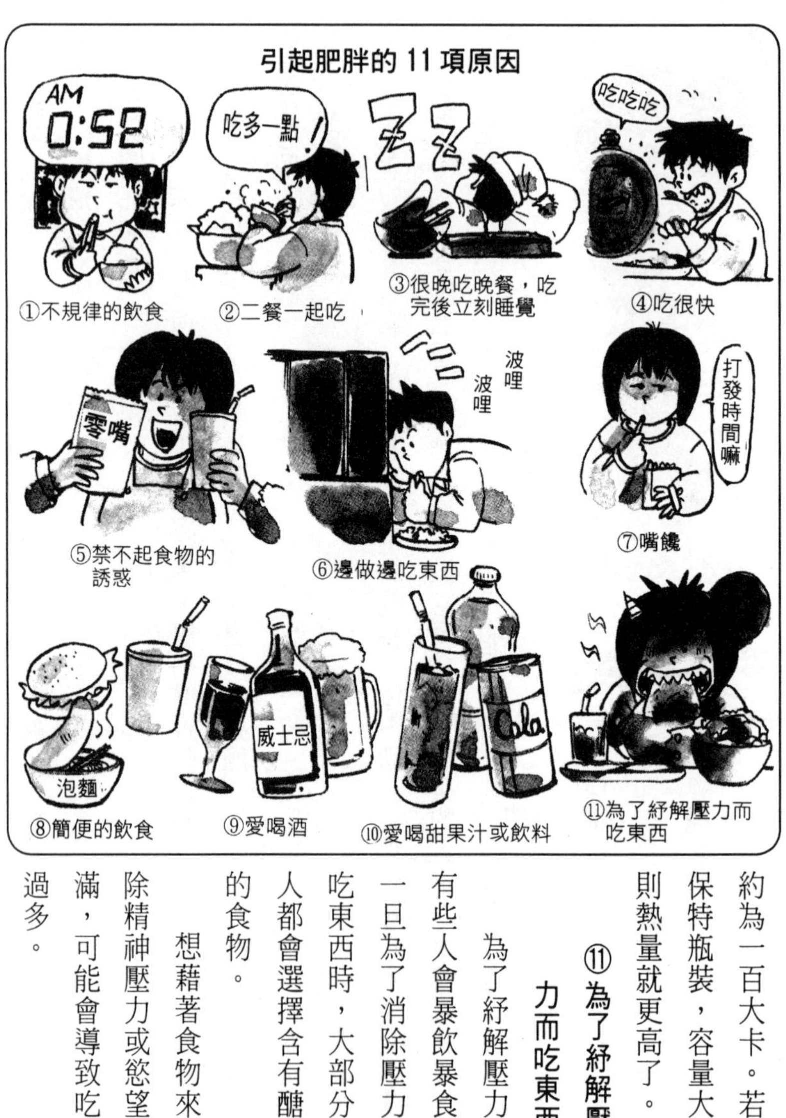

引起肥胖的 11 項原因

①不規律的飲食
②二餐一起吃
③很晚吃晚餐，吃完後立刻睡覺
④吃很快
⑤禁不起食物的誘惑
⑥邊做邊吃東西
⑦嘴饞
⑧簡便的飲食
⑨愛喝酒
⑩愛喝甜果汁或飲料
⑪為了紓解壓力而吃東西

約為一百大卡。若是保特瓶裝，容量大，則熱量就更高了。

⑪為了紓解壓力而吃東西

為了紓解壓力，有些人會暴飲暴食。一旦為了消除壓力而吃東西時，大部分的人都會選擇含有醣類的食物。

想藉著食物來消除精神壓力或慾望不滿，可能會導致吃得過多。

少吃消夜！

容易肥胖的人，在吃完晚餐之後，於深夜感覺肚子餓時又會想吃東西。深夜吃東西，則隔天早上就會沒有食慾，於是午餐又會吃很多，結果造成惡性循環。此外，因為工作忙碌或加班而太晚吃晚餐，而且吃完後馬上就睡覺，這也會造成肥胖。

如果肚子餓到睡不著，那麼，可以喝杯促進安眠的洋甘菊花草茶。另外，也可以喝杯熱牛奶，裡面含有安眠物質色氨酸以及能夠安神的鈣質，不過要選擇低脂牛乳。

美國的「防癌」指導

飲食習慣是引發癌症的第一要素，這點大家都知道。一九九七年，美國癌症研究財團提出了「防癌十五條」，其建議的項目和預防肥胖的敘述有些重複。為各位列舉如下。

- 以植物性食品為主，攝取各種食物。
- 大量攝取蔬菜、水果。
- 少吃動物的肉。
- 少吃脂肪或油。
- 少吃食鹽、用鹽醃漬的食物。

●少喝酒。

●不要依賴營養輔助食品。

❶真的有容易發胖的性格嗎？

據說肥胖的人多半大而化之，個性開朗活潑。日本千葉大學醫學部第二內科，實際利用心理檢查判斷性格，對照結果合併心理諮商來治療肥胖。

測試的結果，患者可以分為四型。而各自的問題點是，遇到困難或不知不覺中就會伸手拿食物吃，根本就逃避自己肥胖的問題，無法自我管理，只學會藉著「吃東西」迅速得到滿足的方法。另外，在焦躁時會為了去除心中的陰霾而吃東西。因此，必須配合各種特徵進行治療。

遺傳——母親肥胖，子女也容易肥胖

很多人都以為父母肥胖，子女也容易肥胖。雖然肥胖具有遺傳的要素，而且肥胖和基因的關係也逐漸明朗化，但是，肥胖的原因不僅止於此。

■雖然存在遺傳因素，但不見得一定會發胖

肥胖有三成來自遺傳因素，剩下的七成則是，因為生活習慣等後天的原因所造成的。因為遺傳而肥胖的說法，包括「**關鍵點說**」，以及肥胖基因ｏｂ激素造成的影響。

就算有遺傳因素，也不見得一定會肥胖。與其說肥胖和遺傳有關，還不如說與環境的關係更密切。這個環境包括飲食習慣、運動不足、心理因素等。

■受到母親飲食習慣影響的孩子們

一般來說，父母肥胖，則子女也有肥胖的傾向。不過若是只有母親肥胖，則子女較容易有肥胖的傾向。相反的，如果母親較瘦，則子女大多不容易發胖。

因為家庭的環境大多是根據母親的飲食習慣或生活習慣等塑造出來的。母親愛吃油膩的食物或餐桌上經常擺著熱量較高的飲食，或是經常購買零嘴或清涼飲料，則孩子吃這些東西的機會就會增加。

此外，孩子和母親相處的時間比跟父親相處的時間更長，所以，子女較容易受到母親生活習慣的影響。

有人因為父母肥胖，就會找藉口說：「自己也是容易發胖的體質，就算肥胖也無可奈何。」而不想努力消除肥胖。

除了遺傳因素之外，發胖與環境是有關的。不要因為自己是容易發胖的體質而放棄，一定要努力不讓自己發胖。

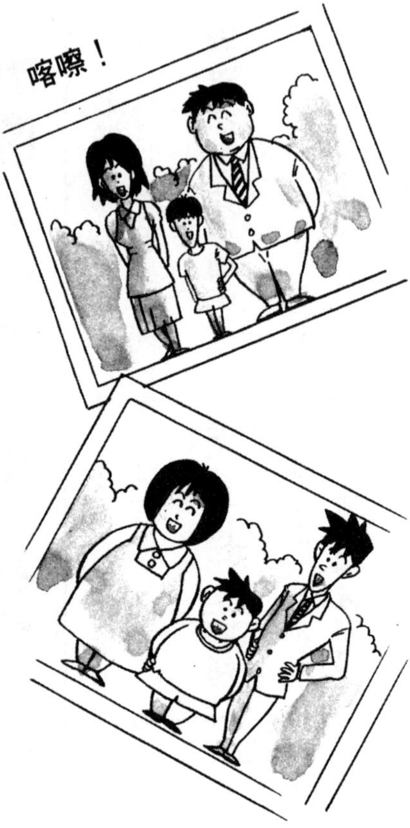

關鍵點說

這個說法認為，體重會經常保持一定的程度，因為人類的腦會調節代謝、食慾。負責調節的是食慾中樞所在地的丘腦下部，就像魚缸裡面的熱帶魚要藉著加溫器保持一定的水溫一樣，我們的體重也是藉著類似加溫器的機能而維持穩定，而這個機能是由基因所設定。

基於這個說法，體重會藉著飲食或運動暫時脫離了關鍵點而產生變化，但是，因為基因已經規定了體重，所以，體重不會產生變化，最後還是會回到原先的體重。

❶即使基因相同，但生活習慣不同就會造成極大的差距

在南太平洋的瑙魯島，這數十年來肥胖的人口急速增加，為國民總人數的七～八成，而且三人中就有一人罹患糖尿病。這個國家原本盛行祖先傳下來的漁業、農業，但是，飲食生活的歐美化成為肥胖及糖尿病的原因。

中世紀蒙古地區的人移居到北美大陸，各自居住在美國亞利桑納州以及墨西哥的山間。在美國的一群人後來不再務農，採用美式飲食，因此肥胖、糖尿病患者增加。而在墨西哥的那群人，仍維持以往自給自足、肉體勞動、祖先代代相傳的飲食，所以沒有人罹患糖尿病。

由此可知，就算具有同樣的基因，生活習慣才是造成生活習慣病發病的最大要因。

COLUMN

期待能夠成為「肥胖特效藥」——ob激素

肥胖與遺傳的關係

一九九四年，利用小老鼠做實驗，發現了肥胖遺傳基因之一的「ob基因」，於是開始注意到肥胖和基因的關係。「ob基因」是來自於英文的「obese‖肥胖」。

附著於身體的脂肪，具備儲存熱量的作用。人類出生時就已經決定了脂肪能夠蓄積的熱量的量，而人體則具有維持脂肪量穩定的作用。當脂肪超過附著的容許量時，ob基因就會讓脂肪細胞分泌出ob激素。

根據人類與肥胖關係的相關研究

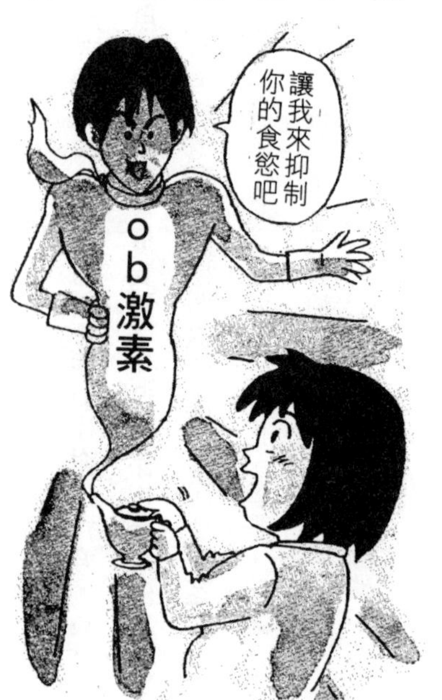

結果顯示，如果家人中沒有肥胖者而ｏｂ激素異常時，則生下來的孩子就會慢慢變胖，而且食慾異常。

能夠促進胰島素的分泌嗎？

ｏｂ激素是蛋白質，會對丘腦下部產生作用，可提高能降低食慾的熱量代謝作用。如此就能減少脂肪，因此，使用意味著「消瘦」的希臘文「ｌｅｐｔｏｓ」加以命名，而將ｏｂ激素稱為「雷普欽」。

根據投與ｏｂ激素的實驗資料顯示，其能夠促進胰島素的分泌，改善高血糖，使高胰島素血症正常化，因此，期待它具有改善糖尿病症狀的效果。

ｏｂ基因與ｏｂ激素的作用

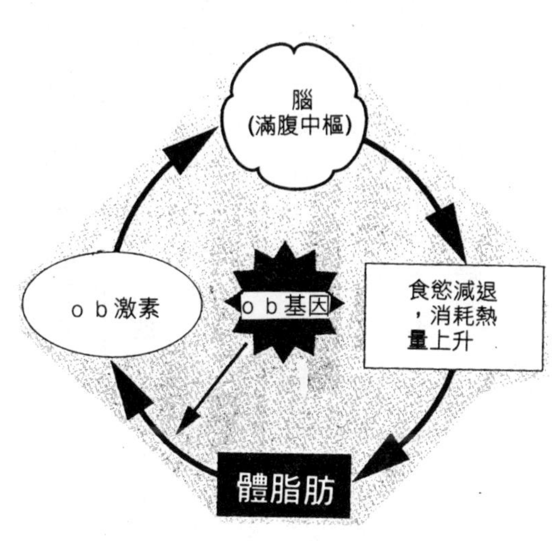

因為食慾降低而體重減少

ｏｂ激素的特徵是，只能從脂肪細胞中分泌出來。而且出現在內臟脂肪的機會比出現在皮下脂肪多。另外，脂肪細胞的大小會影響ｏｂ激素的分泌，在較大的細胞中比較小的細胞中更容易發現到ｏｂ激素。

ｏｂ基因異常時，無法分泌出ｏｂ激素雷普欽，因此，食慾增加，熱量的消耗量減少，體重增加。ｏｂ基因異常時，只要投與雷普欽，則食慾就會降低，體重減少。另一方面，如果接受ｏｂ激素刺激的受體本身有問題，或受體的感受性較低，則雷普欽原有的作用會減低。

大家對ｏｂ激素雷普欽的期待非常大，認為它是「夢幻減肥藥」，但食慾、熱量代謝和許多基因都有關，非常複雜，所以，恐怕還需要一段時間才能夠實用化。

體質—關鍵在於孩提時代是否肥胖

雖然胖，但是有的人容易瘦下來，有的人卻不容易瘦下來。這與脂肪細胞的大小、數目有關。孩提時代就肥胖的人，表示脂肪細胞大而且多，必須注意。

■油滴很多的白色脂肪細胞與肥胖有密切的關係

脂肪細胞分為「白色脂肪細胞」與「褐色脂肪細胞」二種。會蓄積體脂肪而造成肥胖的細胞是白色脂肪細胞。這二種細胞各自存在於不同的場所，作用也完全相反。

白色脂肪細胞大部分被油滴所佔據，是儲存脂肪的器具，同時具有供應熱量的作用。

這種脂肪細胞多半分布於全身，特別是腹部、大腿部、皮膚下方以及內臟周圍等與肥胖有關的部位。

褐色脂肪細胞也有小油滴，亦能蓄積脂肪，但量不像白色脂肪細胞那麼多。作用是分解脂肪、消耗熱量，所以，大部分的熱量會成為熱以保持體溫。寒冷時會釋出熱而避免體溫下降的，就是褐色脂肪細胞。

■孩提時代肥胖的人，脂肪細胞較多

體脂肪是許多脂肪細胞聚集而成的，脂肪細胞指的是白色脂肪細胞。白色脂肪

白色脂肪細胞與褐色脂肪細胞的構造

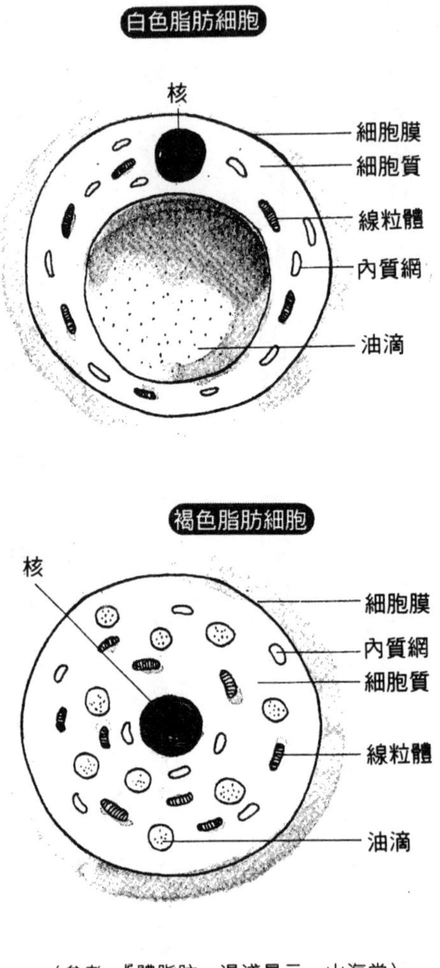

白色脂肪細胞

核
細胞膜
細胞質
線粒體
內質網
油滴

褐色脂肪細胞

核
細胞膜
內質網
細胞質
線粒體
油滴

（參考：『體脂肪』湯淺景元、山海堂）

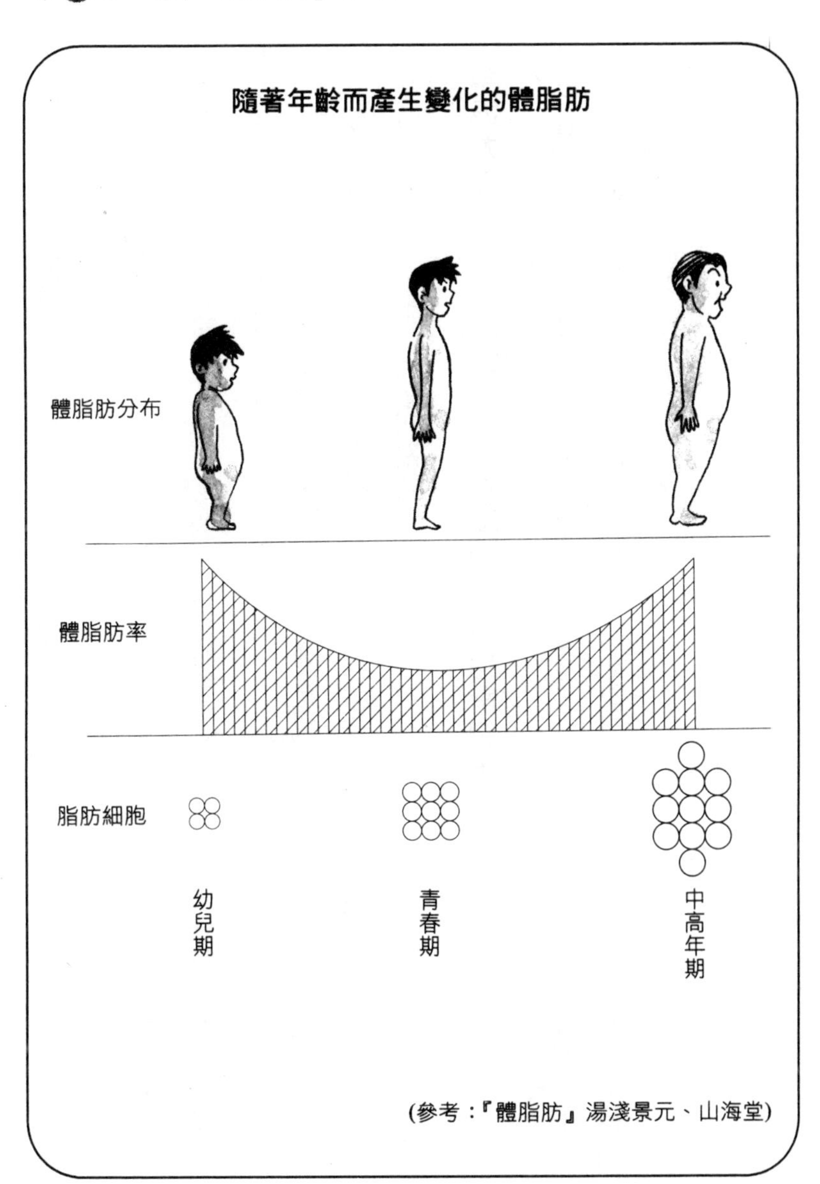
隨著年齡而產生變化的體脂肪
體脂肪分布
體脂肪率
脂肪細胞
幼兒期
青春期
中高年期
(參考：『體脂肪』湯淺景元、山海堂)

細胞的油滴，會隨著所儲存的脂肪量增加而變大。所以，白色脂肪細胞可以儲存許多脂肪。

這個脂肪細胞的大小、數目因人而異，也決定了體脂肪的量。利用顯微鏡就可以觀察到脂肪細胞的狀態，肥胖者的脂肪細胞通常數目較多，或數目正常但是細胞較大，或數目多且細胞也大。

出生後一年內，脂肪細胞的數目和大小都會增加，之後到了青春期又會再度增加，成人之後數目穩定，停止增加。其總數在幼兒期就已經大致決定好了，所以，幼兒期肥胖的人，脂肪細胞的數目比較多。

長大成人後才發胖的人，脂肪細胞也會變大

長大成人後才發胖的人，脂肪細胞因為積存脂肪而膨脹肥大，導致肥胖。長大成人後，脂肪細胞的數目不會增加，但是，如果脂肪細胞積存大量的脂肪，使得脂肪細胞變大，那就會造成肥胖。

❗為了撫平寂寞的情緒而吃東西的孩子

這十年來，小學生肥胖的人數急速增加。從性格方面著手治療肥胖的日本千葉大學醫學部的肥胖症研究團體認為，肥胖兒童會增加，與小家庭化、雙親都在工作的現代社會有關。孩子們為了打發寂寞的時光而吃東西，導致吃得過多，這也是肥胖的原因之一。

孩子無法體會全家圍坐在餐桌上一起吃飯的樂趣，沒有說話的對象，於是只好藉著「吃東西」來消除不滿。

雖然可以吃到很多現成的食物，但是，並沒有培養出考慮材料、烹調法、盛盤方面的工夫來吃東西，也就是沒有利用視覺、味覺來品嘗食物的習慣。雙親都忙於工作，而經歷糧食缺乏年代的老年人通常會給孩子很多食物，他們認為能吃就是福，而且覺得沒有父母陪伴的孩子很寂寞，於是會藉著給予很多食物來彌補孩子的心靈——這都是原因。

此外，即使學校的營養午餐計算過營養的均衡和熱量，但是，孩子在放學後就到便利商店買零食吃，這也會導致熱量過剩，必須注意。

失和的家庭容易出現肥胖兒，這也顯示出吃東西和消除不滿的因果關係。所以，不要給孩子買點心的錢，了解孩子想要打發寂寞的心情才是最重要的。

COLUME

孩提時代肥胖的人不容易瘦下來

長大成人後才發胖的人，屬於脂肪細胞增大的「肥大型肥胖」。大多是中度肥胖，以啤酒肚為代表的內臟型肥胖最常見。

而孩提時代就肥胖的人，脂肪細胞數目較多，稱為「增殖型肥胖」。如果長大成人後仍然維持肥胖的狀態，那就變成重症的肥胖。

孩提時代因脂肪細胞增加而肥胖，增加的脂肪細胞容易儲存脂肪，長大成人後也容易發胖。孩提時代膨脹的脂肪細胞，就算後來因為身體消瘦而萎縮，但是，身體變得容易吸收脂肪，而會再度蓄積脂肪。因此，孩提時代肥胖的人，具有容易發胖的體質。

一旦脂肪細胞的數目增加就不會減少，所以，小時候肥胖的人要多注意飲食，避免體脂肪蓄積。

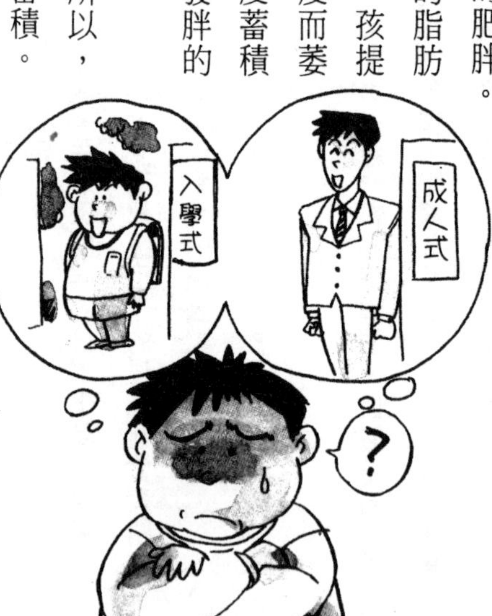

嗜好——愛吃甜食、愛喝酒

持續攝取過多的甜食或酒容易發胖，也會變成不容易瘦下來的體質。此外，攝取過多對身體很好的水果，也會導致肥胖。

■醣類、酒攝取過多會使中性脂肪增加

甜食、飯、麵類等中所含的醣類，在胃腸消化之後變成葡萄糖，由小腸吸收進入血管中，然後成為甘油，與**游離脂肪酸**結合成為中性脂肪。過度攝取含有較多糖分的甜食、醣類、脂肪、酒等，會使中性脂肪增加過多而開始發胖。

此外，砂糖或水果中所含的果糖等單純醣類，容易被身體吸收。攝取過多單純醣類，則血中的葡萄糖增加，胰臟就必須分泌大量的胰島素。胰島素除了調節血中葡萄糖的濃度之外，也會促進肝臟和脂肪細胞中的中性脂肪的合成，具有抑制中性脂肪分解的作用。

基於以上的構造，一旦血中的胰島素增加，就容易發胖。胰島素增加的人，不光是容易發胖，同時體內容易積存中性脂肪，很難瘦下來。

游離脂肪酸

游離脂肪酸是在分解中性脂肪時所形成的物質，能夠直接成為熱量燃燒掉。人體內除了腦、眼角膜、晶狀體、動脈壁等之外，幾乎所有的臟器都可以燃燒這個脂肪酸。

攝取食物之後，身體會燃燒掉食物中所含的糖分。而肚子餓時，如果從食物中所攝取的糖分減少，那麼，脂肪組織或血中的中性脂肪就會分解成為游離脂肪酸，取代糖分成為熱量燃燒，防止「欠缺燃料」。

幾乎所有的臟器都分別具備可以燃燒糖分以及脂肪酸的引擎，這二種引擎相互使用，就能夠讓人體得到熱量。

1 份點心的熱量

1 份點心的熱量如下表所示。日式點心的熱量比西式點心低，但還是屬於高熱量食物，不可吃太多。

日式點心

食品名	1 次量(g)	熱量(大卡)	食品名	1 次量(g)	熱量(大卡)
甜納豆	50	153	蒸包子	60	157
銅鑼燒	100	284	長條狀蛋糕	50	158
羊羹	60	178	紅豆餅	100	235
豆餡糯米餅	60	145	黑色炸糖餅	50	254
車輪餅	100	222	瓦形煎餅	50	196
栗子包子	60	185			

西式點心及其他

食品名	1 次量(g)	熱量(大卡)	食品名	1 次量(g)	熱量(大卡)
巧克力貽	100	280	可樂	200	86
帶餡麵包	100	266	咖啡飲料	200	92
奶油麵包	100	274	油酥餅	50	233
鬆餅	100	340	雞蛋布丁	100	145
杯子蛋糕	100	241	冰淇淋(普通脂肪)	100	180
甜巧克力	50	276	月餅	50	179
煎餅	100	247	栗子蜜餞	30	95

年齡——增齡而使得基礎代謝量降低

中高年齡層活動力較遲鈍，基礎代謝量降低，若攝取與年輕時等量的飲食，則因為消耗量減少，所以容易肥胖。

■為什麼吃不多還是會發胖？

什麼也不做時，身體還是會消耗熱量，這就是「基礎代謝」。基礎代謝佔一天所消耗熱量的六成，日常生活中活動所消耗的熱量比攝取的熱量更多，所以不會發胖。但是，如果攝取的熱量比消耗的熱量更多，那就會發胖。

並非所有年齡層的基礎代謝量都是相同的，年輕時達到顛峰，隨著年紀的增長而會慢慢的降低。

例如，體重五十公斤的人，二十歲時的基礎代謝量為一千一百五十大卡（約23大卡×50公斤），但是，到了五十歲時則為一千大卡（約20大卡×50公斤），同一個人卻有一百五十大卡的差距。

年齡與基礎代謝標準值

基礎代謝量會隨著年齡的增加而降低。比較 1 天的基礎代謝量，體重 50 公斤的 20 歲女性，基礎代謝量大約為 1150 大卡（約 23 大卡×50 公斤），而體重 50 公斤的 50 歲女性，基礎代謝量則大約為 1000 大卡（約 20 大卡×50 公斤）。基礎代謝量也會隨著長期限制飲食而降低。

（資料：厚生勞動省）

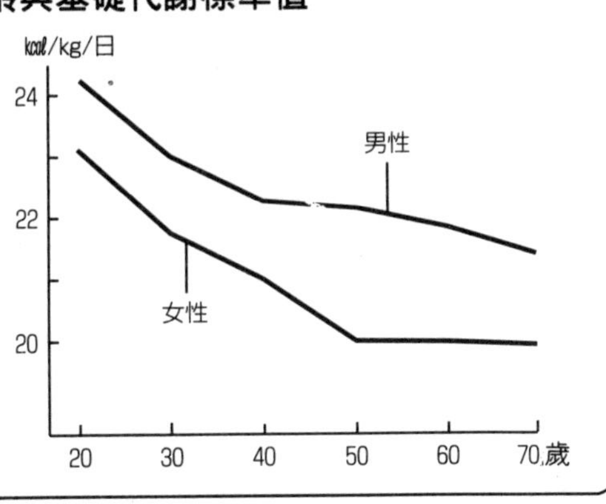

活動力降低加上基礎代謝量也降低

基礎代謝量降低時，食物無法有效的轉換為熱量，而且消耗掉的熱量減少，即使和年輕時攝取等量的飲食，但是，體內的熱量過剩而成為脂肪蓄積下來。這就是年紀大比年輕時更容易肥胖的原因。

到了中高年齡層，活動量減少，所消耗的熱量變得更少。即使吃不多，但還是容易發胖，理由就在於此。

長時間減少飲食，基礎代謝量也會降低。當食量減少時，身體只需較少的熱量就能夠維持體重，因此，消耗的熱量減少。想減肥而去限制飲食，卻因為反彈而大吃大喝，結果反而會比以前更容易發胖。

❗即使攝取相同的飲食，為什麼有的人會發胖，有的人則不會？

這和基礎代謝量有密切的關係。不容易肥胖的人，熱量代謝量比較大，即使攝取相同熱量的飲食，卻能夠有效的燃燒熱量。基礎代謝量越大，則不論吃東西或睡覺，都會消耗掉熱量，所以不容易發胖。

藉著運動鍛鍊肌肉，就能增加基礎代謝量，所以，肥胖的人要多做運動。

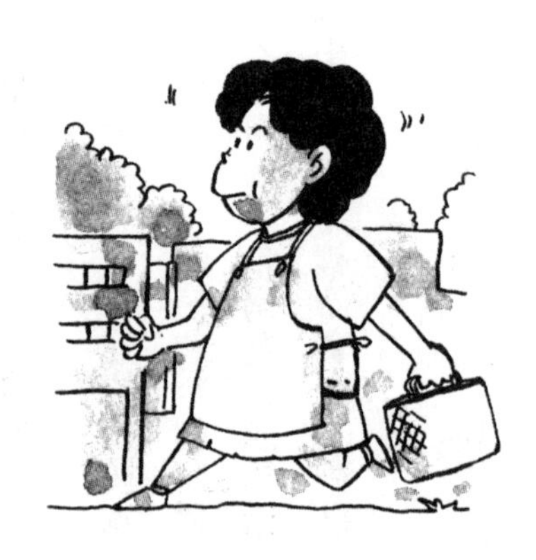

COLUMN

開朗、富於社交性以及相反的「寂寞的人」都容易發胖

一般來說，容易肥胖的人通常都是開朗、大而化之，擅長與人交際的社交型人物。這一類性格的人大多禁不起別人的邀約，經常一起用餐，就算有點胖，也會心想「隨時都可以減肥，不用在意，不用在意」。

這一型的人對於肥胖沒有罪惡感，所以，通常對減肥毫不關心。就算下定決心開始減肥，也容易打破原則，「就這一次，想吃什麼就吃什麼」，一次會變成二次、三次，最後減肥失敗。因為樂觀的性格，所以不在意肥胖的現象，只有在因為肥胖而引起重大疾病時，才會發現減肥的重要性。

另一方面，不擅長表達自己的想法，無法與人好好相處，不善言辭的非社交型的人，也會出現肥胖者。

這些人為了打發寂寞或對自己的厭惡感，就會想吃東西，結果導致肥胖。

另外，雖然每次攝取的量並不多，但一到便利商店就會買零食或巧克力等，手邊沒有零食就會感到焦躁，這種人常常會「邊做事邊吃東西」。

由此可知，肥胖與個人的性格和心理問題有關。想減肥，就必須分析自己的性格，仔細探討造成肥胖的原因，這樣減肥才會成功。

第4章

減肥沒有捷徑
徹底的肥胖攻略法！

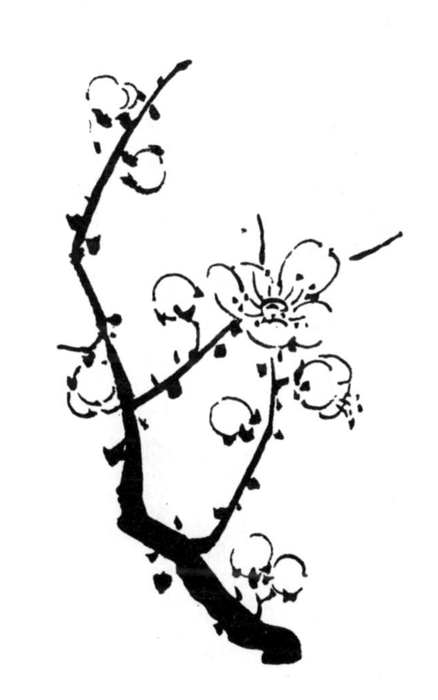

基本上必須改善飲食生活和生活習慣

減肥的根本，在於食物療法與運動療法。為了「了解自己」，一定要檢查生活習慣。除了要有堅強的意志之外，擁有回顧自己生活習慣的勇氣，才是成功的秘訣。

■擬定不勉強的減肥作戰計畫

從食物中攝取的熱量，與在生活中因為活動和運動而消耗掉的熱量失去平衡，就會造成肥胖。因此，減少攝取的熱量、增加消耗的熱量，就是消除肥胖的基本法則。

想一鼓作氣瘦下來的人，會大幅度限制食量。這種極端的減肥會導致必要的營養素缺乏，同時因為減肥的痛苦出現反彈現象，結果造成比原先體重更重的「復胖現象」。

肥胖的人，如果胰島素的功能比較差，則就算能夠消除肥胖，但還是無法改善胰島素的功能。進行食物療法時，要在不勉強的範圍內慢慢減少食量。

因此，要擬定長期目標，培養正確的飲食生活習慣，才是理想的減肥方法。

■在生活中可以從稍微做運動開始進行

除了控制飲食之外，還有一個重點，那就是運動。增加運動所消耗的熱量，就能分解、消耗掉脂肪，同時釋放出蓄積在脂肪細胞中的中性脂肪。這樣也能夠提升基礎代謝量，使其旺盛的發揮作用，而自然的增加消耗的熱量。如此一來，體脂肪不容易積存，身體也就不容易發胖。

工作忙碌的人，可能很難撥出時間做運動。但並不一定「非做運動不可」，只要花點工夫讓日常生活變得稍微具有活動性即可。

養成不會讓自己發胖的生活習慣

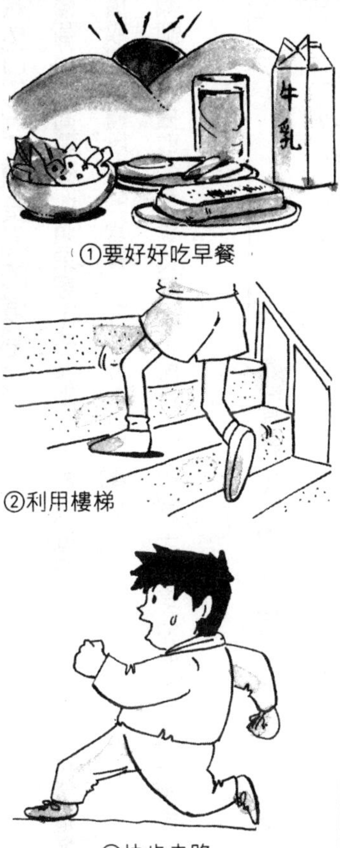

①要好好吃早餐

②利用樓梯

③快步走路

避免只吃一種食品的減肥法

葡萄柚、高麗菜、蘋果等，將減肥的重點只擺在一種食品上，持續這種偏差的減肥法，無法攝取到身體所需的營養，會降低身體的機能。

減肥時，攝取的熱量比較少，所以，只依賴一種食品的減肥法非常危險。

基礎代謝降低時，就要多活動！

基礎代謝會隨著年齡的增長而降低，因此要多活動，否則容易發胖。

平均體重的基礎代謝基準值		
年　齡（歲）	基礎代謝基礎(kcal/kg/日)	
	男性	女性
20～	24.2	23.2
30～	23.1	22.0
40～	22.5	21.0
50～	22.4	20.9
60～	22.0	20.9
70～	21.6	20.8

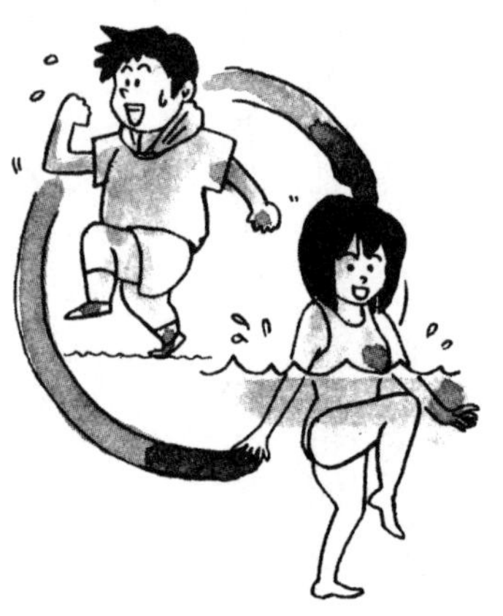

COLUMN

在醫院進行的肥胖治療

●醫療從業人員要和患者的家人互助合作來實行治療

日本東京都內的某家醫院，利用以下的方法來治療肥胖。

首先患者一定要明確擁有「想要瘦下來」的目的意識。肥胖會對健康造成不良的影響，因此，要讓患者了解減肥對自己將會有何改變，給他動機，就能提升減肥的慾望。醫師、護士、營養師、家人要互助合作，共同擬定治療計畫。

其次，要了解關於營養的知識，同時檢查生活習慣，改善行動。如果自己一個人力不從心，可以團體一起進行。

治療肥胖的根本就是，攝取的熱量不可以超過消耗的熱量，所以，主要的方法是減食的食物療法和運動療法。

●按照肥胖度分階段來進行治療

實際治療時，利用BMI將肥胖者分為四組，要遵守決定好

利用BMI調查肥胖度以及有無併發症

組別	BMI	肥胖度(%)	併發症
1	25以下	20以下	幾乎沒有
2	25～30	20～40	輕度
3	30～40	40～100	中度
4	40以上	100以上	重度

各階段的熱量攝取法

第 1 階段	果汁、可樂、酒、零食、水果都不可攝取過多。主食醣類減少為 1/2，副食也一樣
第 2 階段	所攝取的熱量是標準體重乘以 25 大卡
第 3 階段	所攝取的熱量為 1200～1600 大卡
第 4 階段	所攝取的熱量男性為 1000 大卡，女性為 800 大卡
第 5 階段	住院，利用超低熱量時進行減肥

的攝取量、運動量。幾乎沒有併發症的一組，就從運動開始。

一天攝取的熱量，依年齡、性別、身高、體重的不同而有不同。此外也依組別的不同而有不同。

一般來說，最好一個月減輕二～四公斤，而一天攝取的熱量限制在一千二百～一千六百大卡的範圍內。不過，如果一開始就按照計算的熱量與菜單來攝取飲食，容易遭遇挫折，所以要分不同階段來進行。

利用這個減肥方法，在第一階段就減輕體重，那就表示成功了。最初體重減輕了，但是，如果減輕體重的速度慢慢減緩或停止，就要更換為第二階段的方法。若是利用第二階段的方法仍然無法順利減肥，或是併發糖尿病、高血壓等而必須儘早減輕體重的話，那麼，在第三、四階段時就要減少一天所攝取的熱量。如果按照這個方法還是無法減輕體重，或是肥胖度達到四十％以上，那麼，就要進行第五階段的方法，也就是住院進行嚴格減肥的方法。

運動強度與1單位的平均時間

運動強度	1單位的平均時間	運　動
非常輕	持續30分鐘為1單位	散步、搭車（乘車時要站著）、一般事務、購物、拔草
輕度	持續20分鐘為1單位	步行、泡澡、走下樓梯、用抹布擦地、韻律體操、騎自行車（平地）
中度	持續10分鐘為1單位	慢跑（輕鬆）、爬上樓梯、騎自行車（坡道）、步行、滑雪、溜冰、打排球、爬山
強度	持續5分鐘為1單位	跑馬拉松、跳繩、打籃球、游泳（蛙式）、劍道

資料：『高・低血脂症、肥胖、嘌呤體代謝異常』小山勝一

●兩種運動療法

最好採用能夠每天規律正確的實施，同時一個人就可以隨時隨地進行的運動療法。像慢跑等全身運動或鍛鍊肌肉持久力的運動是兩種基本運動，藉此每天可以消耗掉三百大卡的熱量。

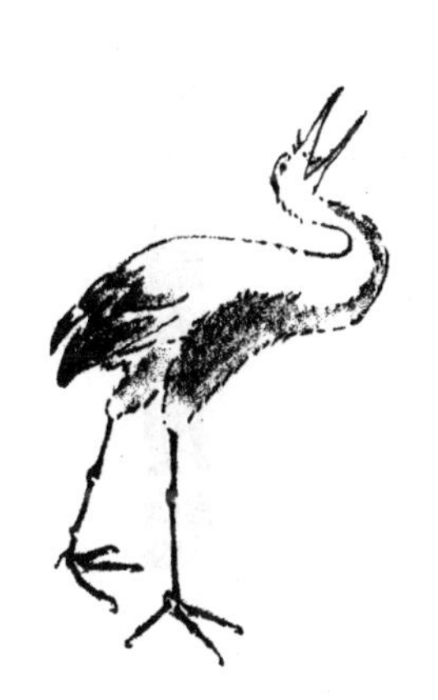

COLUMN

不要勉強，一個月瘦一～二公斤最為理想

就算跑三趟全程馬拉松也只能瘦一公斤

光靠減少食量來減肥，則體脂肪和基礎代謝量都會降低，變成熱量不易被燃燒的身體。若只靠運動減肥，則運動能消耗的熱量有限。

一公斤的體脂肪大約儲存了七千大卡的熱量。所以如果要消耗掉一公斤體脂肪的七十分之一，也就是一百大卡的熱量，則必須要持續慢跑（分速一百六十公尺）十二分鐘。

換言之，要消耗掉一公斤的體脂肪，以全程馬拉松四二・一九五公里來計算的話，則必須跑三趟。因此，光想要靠運動來減肥，的確非常的困難。

想要接近理想體重，則除了減少食量之外，也要靠著運動消耗掉熱量。食量則是以個人的標準體重（參照一一二～一一四頁）乘以二十五大卡的熱量計算出來的。以標準體重六十公斤的人為例，則應該攝取60×25＝1500大卡的熱量。

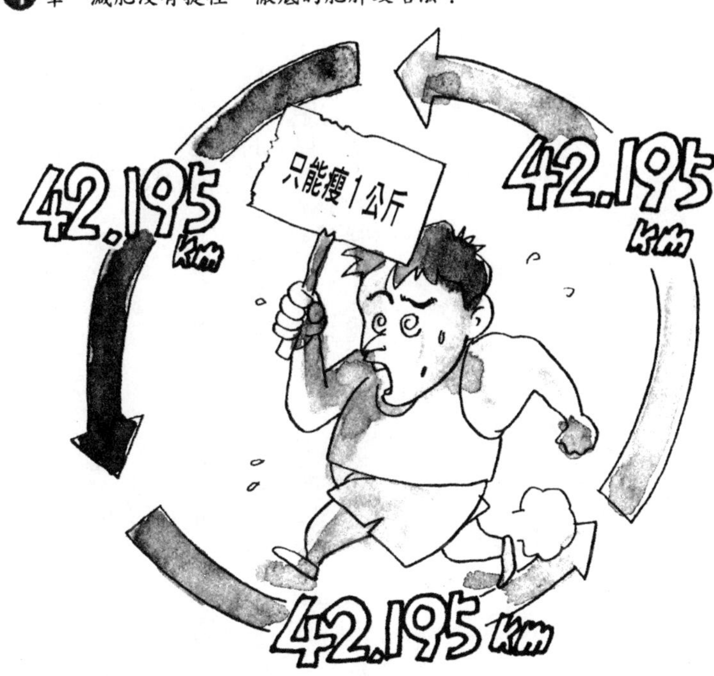

養成使用身體的習慣與正確的飲食習慣

計算總熱量來用餐，是很難成功的。

在此介紹減少攝取熱量並增加消耗熱量的最簡單的方法。

想要在沒有出現副作用的情況下減肥，則以一個月減少一～二公斤的體重較為理想。所攝取的熱量一天要減少一百大卡，而一天要增加一百大卡的消耗熱量，這樣一個月就可以瘦一公斤。

一百大卡的熱量相當於二分之一碗飯、一根香蕉、二分之一合（

一合＝一八〇cc）清酒、三分之二個冰淇淋的熱量。只要慢慢減少這些主食、零食或酒的量，就能夠輕鬆的瘦下來。

此外，快步走三十五分鐘、慢跑十二分鐘或游泳十二分鐘，就可以消耗掉一百大卡的熱量。

每天上下班途中提早一站下車，然後快步走，或到較遠的菜市場去購物，以爬樓梯的方式代替搭乘升降梯，稍微改變平常的習慣，盡量的活動身體，就可以達成減肥目的。

毫不勉強、能夠每天持續的運動，才是減肥法的基本。

做飲食、行動記錄檢查生活習慣

容易肥胖的人，具有特殊的行動形態，而大部分的人都沒有自覺到這一點。若不能夠從根本改善自己的生活方式，則即使減肥成功，也會立刻恢復原狀。

■半年內體重增加二公斤的人要注意

肥胖一定有原因，像飲食過量、運動不足等能夠自覺到的項目並不少。但是，在日常生活中卻潛藏著自己難以發覺到會形成這些習慣而導致肥胖的行動形態。因此，首先要認真的分析自己的生活。

在肥胖中特別大的問題，就是體重比二十歲時增加七公斤以上的例子。半年內增加二公斤以上，就有引起肥胖的危險性，所以要檢查生活習慣。

■檢查飲食的方式

只要詳細記錄飲食的內容、用餐的方式或每天的行動等，就能夠分析自己的生活方式。從中找出肥胖的原因，藉著改善生活而消除肥胖。

透過這個記錄，就可以了解是否飲食過量、熱量攝取過剩等基本的項目，同時也能夠掌握肥胖者特有的生活方式。

其中特別值得注意的，就是①是否每天規律正常的攝取三餐、②晚上是否很晚才進食、③是否細嚼慢嚥、④是否製造一個容易發胖的飲食環境——這四項。首先檢查是否有符合這四項的項目。

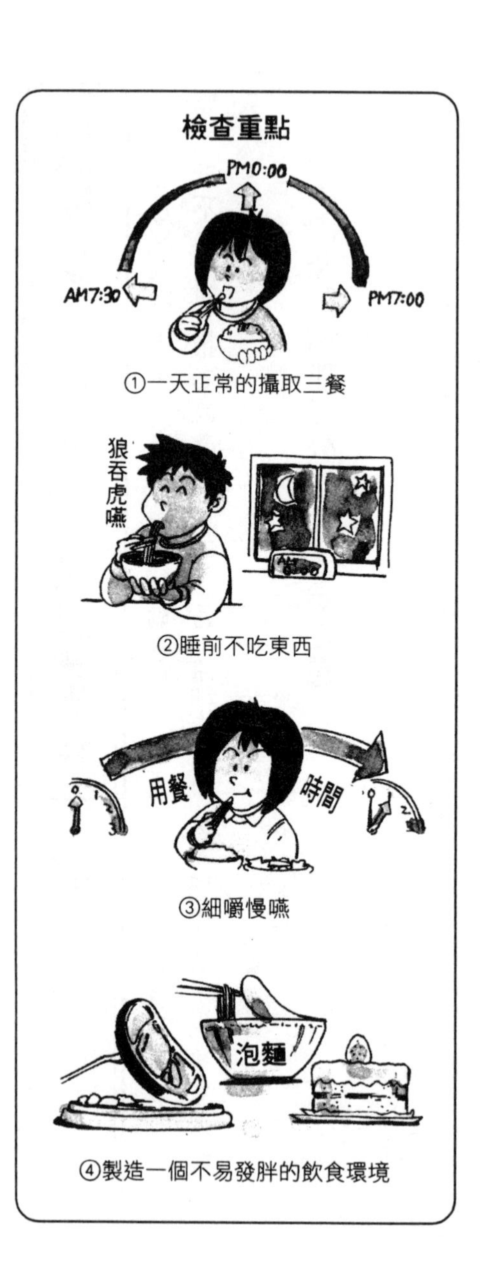

①一天正常的攝取三餐

②睡前不吃東西

③細嚼慢嚥

④製造一個不易發胖的飲食環境

同時，也要每天記錄體重、體脂肪、一天走路的步數等。這些資料都能夠成為讓你積極減肥的原動力，也可以用來檢查實行的減肥計畫是否正確、是否需要修正軌道。

測量體重的理想時間

每天在同一時間、相同的條件下測量。早上起床排便後測量較為理想。最好在體重計的前面貼一張表，製作成曲線圖，以視覺的方式確認變動情況。

請第三者來檢查

雖然做了記錄，但是，很少人會認真的加以分析。食量是否太多、是否攝取容易發胖的食品、消耗的熱量是否太少等，因為是平常已經固定的生活方式，所以，很難發現自己的缺點。

盡量由家人或朋友等第三者來為你檢查。是否吃得太快、果汁是否喝得太多等，透過第三者較能夠掌握你的日常生活形態而進行客觀的分析。

試試看

生活記錄表的記錄方法

為了分析自己的生活行動，要在表中做記錄。吃喝的東西、用餐所花的時間、當天的活動量等，都要加以記錄。藉此就能夠發現自己在不知不覺中採取了哪些不良行動

飲食狀況	當天行動
邊看報紙邊吃	在車站搭乘升降梯
趁著工作空檔狼吞虎嚥	搭車行動。幾乎沒有走路
客戶請我吃	
在車子行駛中嚼口香糖	
加班後邊處理文件邊喝	
邊看電視邊喝	
泡完澡後邊看電視邊喝	11 點半就寢
睡過頭快速趕往車站	跑步到車站
在車站站牌前喝	
到達公司後先喝果汁	
因為很餓所以吃 2 碗	一整天坐在辦公桌前
吃客人送的土產	雖然有很多種但選擇這個
和同事到酒館喝酒	
換個地方再喝	
喝完酒後吃拉麵	累了坐計程車回家

飲食狀況

「邊做事邊吃東西」、「經常接受用餐的邀約」等，藉由這個記錄表，就可以發現肥胖的人容易陷入這類的行動模式中。晚上很晚才進食的人，也是肥胖者容易展現的一種典型的行動模式。

當天行動

很少走路或活動身體，藉此就能夠了解到自己活動上的缺點。

用餐時刻

除了用餐的時間之外，吃點心的時間也要填寫，這樣就能夠發現用餐時間是否不規律，或即使肚子不餓但卻吃零食、喝果汁等

飲食內容

填寫菜單及食量。在認為攝取過量之處畫○，當成反省的材料。藉此，就能夠發現平常愛吃的食物熱量有多高了。若能計算熱量，那就更為理想了。

用餐所花的時間

藉此可以了解自己是否吃得太快，或一口氣就將食物吃得精光。

例：4月1日

用餐時刻	飲食內容	用餐所花的時間	
早餐(7點)	飯 2 碗	15 分	
	味噌湯(豆腐海帶芽)1 碗		
	芥末魚子醬 1 塊		
	納豆		
	煎蛋		
午餐(1點)	○排骨咖哩飯 1 大碗		
	咖啡(砂糖 2 匙)	15 分	
3 點	一杯茶		
	○一個包子		
4 點半	○罐裝咖啡 350ml		
	口香糖 2 片		
6 點	清涼飲料 350ml		
晚餐(9點)	○晚酌 2 大瓶啤酒	1 小時	
	炸雞 5 塊		
	毛豆 1 碗		
	沙拉		
	○飯 2 碗		
	味噌湯 1 碗		
	(馬鈴薯和蔥)		
	○薑燒豬肉 3 塊		
11 點	威士忌 2 杯		
4月2日			
早餐	沒吃		
8 點	喝了 1 瓶營養口服液		
9 點	罐裝咖啡 350ml		
12 點	○炸蝦定食飯 2 碗	20 分	
	咖啡(砂糖 2 匙)		
3 點	咖啡(砂糖 2 匙)		
	○煎餅 1 個		
7 點	○啤酒（大）3 瓶	2 小時	
	生魚片 1 盤		
	○炸鰈魚		
	煮內臟 1 碗	2 小時	
9 點	威士忌 3 杯		
	花生約 20 顆		
11 點	○拉麵 1 碗	10 分	

不要利用速食品等簡便食品打發一餐

速食品、宅配食品、外帶食品、二十四小時營業的便利商店、自動販賣機等，雖然二十四小時隨時都能夠吃到東西，但是如果依賴這些服務……。

越是簡便的食物熱量就越高

零食吃洋芋片等，而晚餐則吃調理包食品……。

肥胖的人，大都是習慣吃這類簡便食品的人。

速食品或調理包等簡便食品，多半是食物纖維較少、脂肪、醣類含量較多的高熱量食品。脂肪和醣類都是中性脂肪的根源，食用過量，會造成體脂肪蓄積。簡便食品的便利性容易導致肥胖，要自覺到這一點。

吃簡便食品時，不太需要挑選時間或場所，容易以吃零食的感覺來吃。但最好決定用餐的時間與場所。在用餐時間之外，以及餐桌以外的場所，絕對不吃這些東西，就能夠避免吃零食。

下點工夫改善調理過的食品

為了改善飲食環境，要盡量避免外食。另外，已調理過的食品，只要用心花點工夫，就可以變成營養均衡的食物。

在家裡親手做菜，慢慢的品嘗美味，較容易得到滿足感而防止吃得過多。增加菜色，盛裝在小盤子中，令人賞心悅目。也就是說，用眼睛來「品嘗」料理，就可以避免飲食過量。而用筷子去夾盛裝在各種器皿中的菜，也可以防止吃得太快。

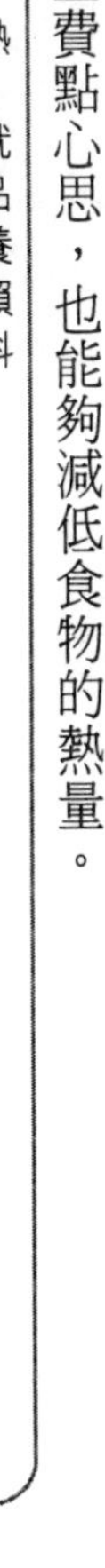

另外，在調理上費點心思，也能夠減低食物的熱量。

memo

身體所需要的５大營養素

食物含有醣類、脂肪、蛋白質、維他命、礦物質５大營養素，各自在體內發揮重要的作用。

維他命與礦物質具有調節身體原有的各種機能的作用。蛋白質會成為肌肉或血液，用來製造身體。醣類或脂肪則是活動時所需要的熱量來源。

這５種缺一不可，否則人體就會失去平衡。速食品或調理包食品除了醣類和脂肪之外，其他的營養素含量較少，所以不要一味的依賴這類食品。最好搭配親手製作的料理，巧妙的加以利用。

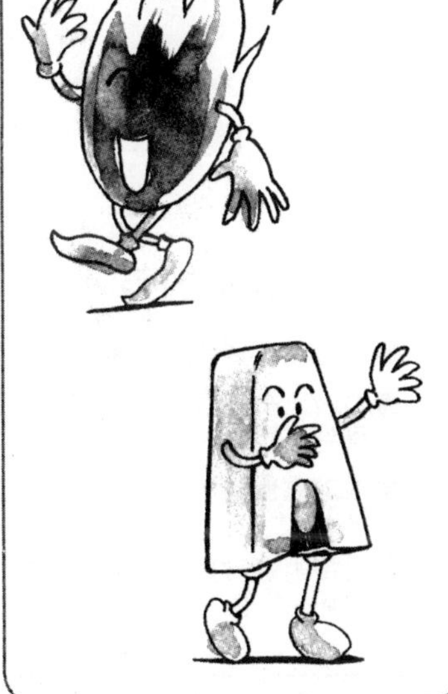

❶便利商店等外帶便當的熱量

炸雞便當（A店）……964大卡
紅鮭魚便當（B店）……723大卡
漢堡便當（B店）……752大卡
烤豬排蓋飯（B店）……719大卡
牛肉排蓋飯（C店）……953大卡
握壽司（C店）……393大卡
炒麵（A店）……512大卡
義大利肉醬麵（A店）……538大卡
起司漢堡（C店）……385大卡
根據數家店的營養成分標示而作成的資料（編輯部調查）

❶纖維成分能夠預防肥胖，最近備受矚目

與五大營養素相比，以往纖維成分因為不能成為營養而被忽略。但是，現在則認為它是能夠預防肥胖的重要營養素而備受矚目（詳細內容參考一五八～一六一頁）。

食物纖維的效用

- 降低膽固醇或血糖值。
- 吸收水分而在胃內膨脹，可以得到滿腹感。
- 增加糞便量，預防便秘及大腸癌。
- 增加咀嚼次數，能夠防止狼吞虎嚥。

不要以「吃八分飽」而要以「吃七分飽」為目標

吃東西速度太快或太慢的人，因為滿腹中樞未受到刺激，所以容易吃得過多。要壓抑「還想再吃一口」、「還想再吃一盤」、「還想再喝一杯」的慾望。

■吃東西速度太快或太慢都容易造成肥胖

肥胖的人往往無法壓抑「還想再吃一口」的慾望，最後總是吃撐了肚子。而這種人又分為二種形態。

一種是在短時間內將食物送入胃內的形態。

滿腹中樞通常是在吃東西二十分鐘以後才會發出「吃飽了」的信號。因此，吃太快而在十五分鐘以內就結束一餐的人，幾乎得不到飽足感而導致吃得太多。

第二種是花較長的時間慢慢消化而導致飲食過量的形態。這時，就算出現滿腹感，結果還是吃得過多。

現代人很少花較長的時間好好的享受一餐。用餐時間太短或太長皆不宜，而快樂的用餐才是最重要的。習慣將肚子吃得飽飽的人，要養成在「還想再吃一口」的時候趕緊放下筷子的習慣。不要以「吃八分飽」而要以「吃七分飽」為目標。

最初可能會感覺吃不飽，但是，經過幾週到一個月習慣之後，則即使吃少量也能得到滿足。

愛喝容易發胖的酒的飲食型

很多人都有在晚餐時小酌一番的習慣。酒具有增進食慾的效果，一邊喝酒一邊吃下酒菜，很容易在不知不覺中吃得太多。

此外，喜歡喝酒的人，通常都是選擇脂肪

memo

細嚼慢嚥戰術

習慣快速吃東西的人，也許無法細嚼慢嚥，但是可以從以下的做法開始嘗試。

- 一口咀嚼 30 下以上。
- 吃完一口之後先放下碗筷，等 10 秒鐘以後再拿起碗筷。
- 用餐途中稍作休息，做一些其他事情（在後半段的用餐時間，因為得到「吃飽了」的滿腹感，所以能夠減少食量）。

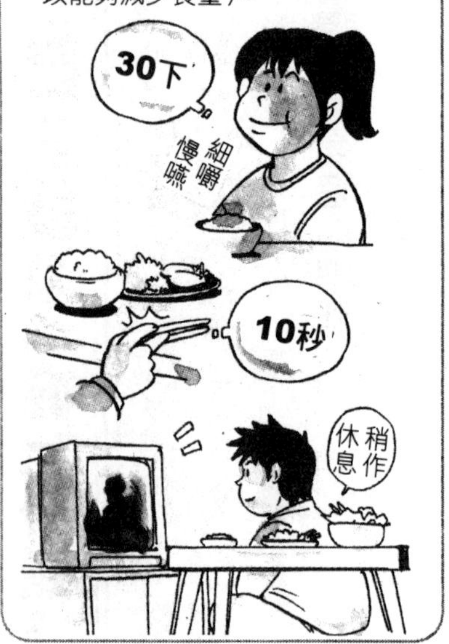

含量較多的高熱量下酒菜。而且在喝完酒之後再吃麵或飯，則晚餐會攝取超出必要以上的熱量。

以下的飲食能夠讓你充分咀嚼

想要改善快速飲食的習慣，則可以採用充分咀嚼的方法。如下所述，在食材和調理法上下工夫，就能夠增加咀嚼的次數。

- 使用富含食物纖維的蔬菜、蒟蒻、海藻。
- 使用花枝、章魚、帶骨的魚。
- 肉切成大塊。
- 肉炒硬一些。

清酒一合（一八〇cc）的熱量比一碗飯更高

在喝酒的人士中經常可以看到肥胖者，這是因為酒精的熱量很高。

一般人會先從喝一瓶啤酒開始，甚至又續喝幾杯。而且配上烤肉、炸雞、乳酪等高熱量的下酒菜，最後再來一碗拉麵——這是常見的光景。

持續採用這種喝酒形態的人可要注意了。

避免養成不吃早餐而一天二餐大吃大喝的習慣

因為忙碌或想要減肥而不吃早餐，但午餐卻暴飲暴食，這樣非但瘦不下來，反而會變得更胖。「一定要吃早餐」，才能夠使一天的活動順暢進行。

■早、午、晚三餐以四比三比三的比例來攝取最為理想

飲食習慣中，首先要注意的是正常攝取三餐。早餐、午餐站著吃簡便的食物，而晚餐則暴飲暴食，這種飲食生活是一大禁忌。營養素一次大量進入體內，則會大量分泌胰島素而導致肥胖。

相同的熱量，卻會因一餐攝取或分三餐攝取而使肥胖度產生很大的差距。相撲選手為了增胖，可能一天分二餐攝取大量的食物。在飢餓的狀態下一口氣大量進食，容易造成肥胖。

飲食中熱量的分配，「早午晚三餐以三比三比

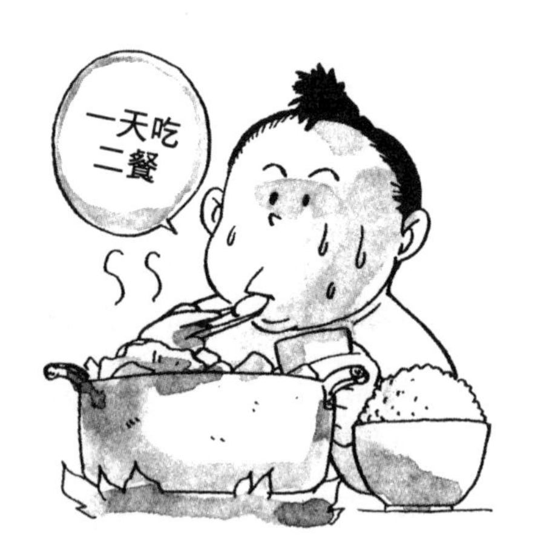

四」的比例來攝取較為理想。但是，考慮到晚餐吃太多會導致肥胖的問題，所以，最好採用「四比三比三」的比例來攝取三餐。好好的吃早餐，能夠提高熱量代謝，讓身體清醒。

減肥中的女性較容易出現缺血性貧血

有些人開始減肥後一天只吃二餐，或極端的減少食量，但是，這樣會造成營養不足。尤其年輕女性，為了減肥，對於肉類食物等敬而遠之，結果導致蛋白質、鐵質、維他命B_{12}缺乏。

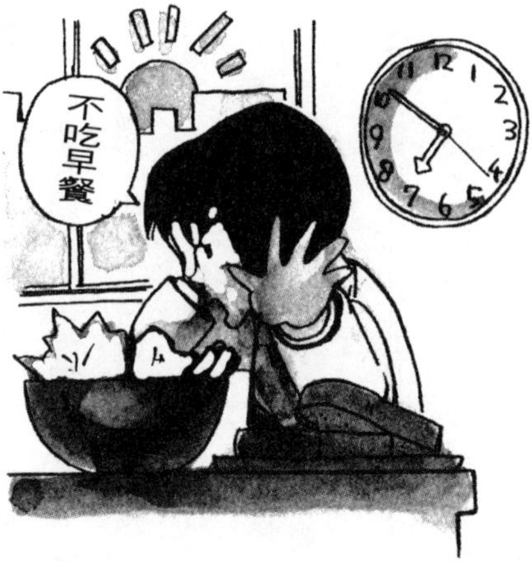

一旦缺乏這些營養素，就容易引起貧血中最常見的**缺鐵性貧血症**。在減肥期間，魚或肉一天要吃一次，而且要吃一人份的量。一天吃二餐的人，皮下脂肪比一天吃三餐的人更厚。

一餐不吃，會對減肥造成反效果，這一點要牢記在心。

❗「好好的吃早餐」，能使熱量代謝順暢

吃早餐的效用，除了提供一天所需活動的熱量之外，也能使熱量代謝順暢。藉著咀嚼食物，刺激腦而按下開始活動的開關。一旦刺激傳達到腦部，就能活化交感神經的功能，分泌荷爾蒙，使熱量代謝順暢。對於防止肥胖而言，熱量代謝順暢是很重要的。

不想發胖的人，就要好好的攝取早餐。

缺鐵性貧血……………………………………

因為缺乏鐵而引起的疾病，在貧血中最為常見。血液的紅血球變小，其中所含的血色素濃度降低。偏食、食量極少，或省略一餐不吃以及勉強減肥的人，較容易出現這種症狀。

避免太晚吃晚餐，睡前不吃點心等食物

加班回家後很晚才吃晚餐，容易造成肥胖。脂肪是在夜晚製造出來的，要捨棄這種習慣。

■零食的熱量很高，要注意！

每天養成吃零食等點心的習慣，或晚餐後嘴饞又吃東西的人，較容易肥胖。早上十點的喝茶時間或下午三點的下午茶時間，你可能會和同事、朋友或鄰居邊喝茶邊吃點心。另外，晚餐後，也可能邊看電視邊吃點心。

但是，點心的熱量多半很高。例如，一個中型包子的熱量為一百五十大卡，相當於一小碗飯的熱量。要消耗掉這些熱量，必須步行三十分鐘。

■消夜會成為體脂肪蓄積下來

睡前吃東西，則食物的熱量幾乎都完全蓄積在體內。另一方面，也會使得胰島素的分泌旺盛。所以說，脂肪是在夜晚製造出來的。最好在就寢的三小時前不要吃

東西。

大家都知道零食的熱量很高，會造成肥胖。不過，意志薄弱的人會說：「我也知道，但是，這種習慣卻戒不掉。」

這種人無法減少零食的量或飲食的次數。

養成家中不囤積零食或泡麵的習慣，並將夜間生活形態改成白天生活形態，這是重點。

❗與其吃蛋糕不如吃饅頭

像蛋糕這種用鮮奶油或奶油的脂肪與糖分組合而成的點心，是肥胖的根源。一旦使用會造成脂肪細胞肥大的材料或促進脂肪合成的荷爾蒙太多時，脂肪細胞就會不斷的增大。

與蛋糕等糕點類相比，饅頭是澱粉加上糖分，也是較不容易發胖的組合。但是，如果吃了炸雞等高脂肪的食物，而脂肪在胃中和糖分組合，那麼，同樣的也會成為肥胖的原因，必須注意。

❗如果還是「戒不掉」的話……

最好選擇較低熱量的食物。像低熱量的優格或無糖飲料、低糖水果蜜豆等冷食，糖分較低，可以利用。

為了避免一次攝取大量的巧克力，最好選擇顆粒裝而不要使用塊狀包裝的巧克力。

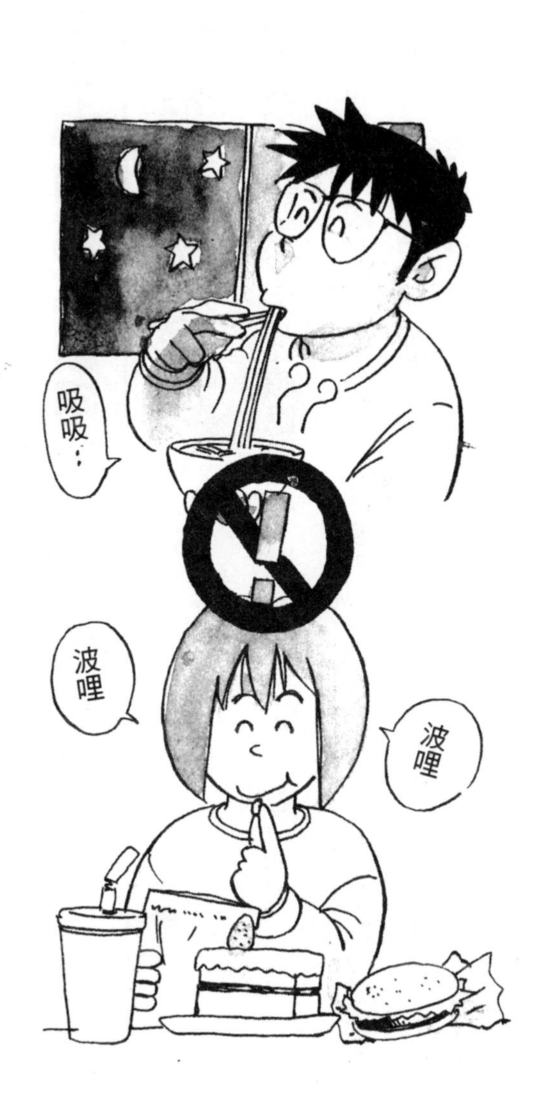

拒絕邀約或應酬用餐，別輸給誘惑！

雖然肚子不餓，但是卻經不起邀約或餐會的誘惑……。除了吃法及所吃的食物之外，造成發胖的原因還有很多。

在他人的邀請下忍不住想吃美食，這是人類的本能嗎？

看到電視上的美食介紹，或在餐廳裡看到別人點的料理時，你會不會垂涎欲滴呢？雖然肚子不餓，但是，面對看起來很好吃的東西，視覺或嗅覺受到刺激，也會產生食慾。不過，在這種誘惑之下吃東西而攝取了多餘的熱量，的確會成為體脂肪蓄積下來。

另外，在減肥期間，經不起他人的遊說而共享大餐，攝取淋上大量鮮奶油的甜點，這種事也屢見不鮮。

向周遭的人宣告自己正在減肥

為了抵擋邀約或應酬用餐等的誘惑，要意志堅定的向周遭的人宣告「自己正在減肥」，這也是一個好方法。

當然，創造一個不會受到邀約或應酬的環境，那是最理想的。不過，完全沒有應酬，也會導致壓力積存。最好減少每週的應酬次數，並且將應酬那一天當成「減肥的休假日」，輕鬆的度過一天。

對於減肥而言，也許這種做法會造成損失，但是，考慮到長期的減肥作戰，這也算是一種很好的戰略。轉換心情，認為「明天開始再努力吧！」藉此也可以避免壓力積存。

memo

雞也會經不起食物的誘惑

用2隻雞做實驗，結果發現雞也會經不起食物的誘惑。將一隻雞趕出籠子外，不餵牠飼料，而另一隻雞則關在籠子內不停的吃飼料。

在籠子內的雞終於吃飽了，不再看飼料一眼。到此階段，將2隻雞變更位置。亦即將吃飽的雞趕出籠子外，而讓另一隻雞進入籠子內吃飼料。結果原本已經吃飽的雞又開始吃飼料。換言之，經不起食物的誘惑而吃東西，似乎是動物的本能。

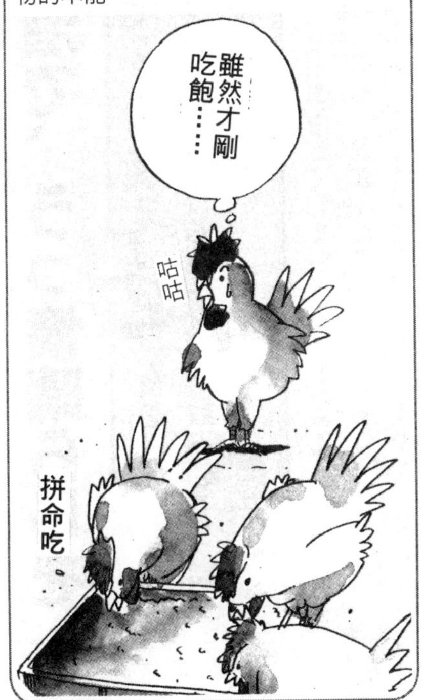

❗「飲食」是社交工具

因為生意上的交際應酬或在交涉事務時，對方可能會說：「邊吃邊談吧！」「一起去喝一杯吧！」這種事情很平常。另外，「原本只是想和鄰居太太喝茶聊天，沒想到不知不覺中又吃了一堆點心。」這種事也不足為奇。

在現代，「吃」這種行為，已經脫離了原有攝取營養的目的，成為一種社交工具。一旦養成這種習慣，就很難拒絕朋友的邀約。

如果真的擔心肥胖，那麼，就要意志堅定的說「不」。

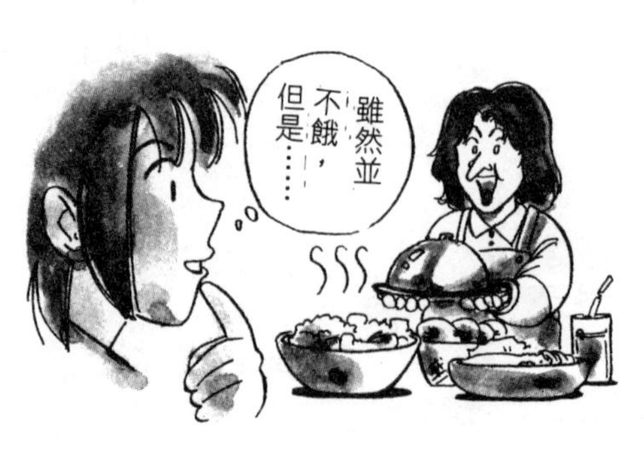

不要以暴飲暴食的方式來紓解心中的鬱悶

有很多人會把飲食當成是紓解壓力的手段，借酒消愁，或藉著吃東西打發寂寞。但是，這樣容易因為暴飲暴食而成為肥胖的原因。

■「肚子已經吃飽」的訊息會因為壓力而無法發揮作用

有的人會藉著飲食或喝酒來消除焦躁不安的情緒。而藉著暴飲暴食來紓解壓力的人也不少。

為了逃避壓力而吃喝時，會將精神集中於飲食上，而想要藉此逃離不安感與焦躁，結果就會在不知不覺中吃喝過度。這時往往會選擇零嘴等方便的高熱量食品，但是，這樣反而更會加速暴飲暴食的腳步。

我們的食慾受到大腦的控制。在承受壓力的情況下，雖然依程度的不同而有所不同，但是，可能無法正確接收「肚子已經吃飽」的訊息。

此外，吃了甜食後，腦內會釋出緩和壓力的物質，因此，在承受壓力時，會不經意的想要「攝取甜食」，結果產生了「壓力肥胖」。

去除原因壓力是先決條件

承受壓力時，外出散步、泡溫水澡、唱卡拉ＯＫ等，改變一下氣氛，都能放鬆身心而紓解壓力。

此外，感覺焦躁時，不要去購物，身邊不要放置食物，避免製造一個可以暴飲暴食的環境。一旦承受壓力而吃東西，就會一發不可收拾而導致暴食症。為了消除肥胖，一定要和壓力好好的相處。

週末暴食症者的行動連鎖例

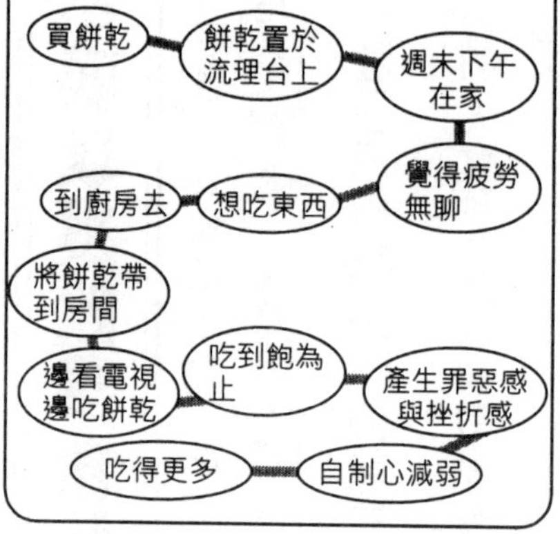

買餅乾
餅乾置於流理台上
週末下午在家
覺得疲勞無聊
想吃東西
到廚房去
將餅乾帶到房間
邊看電視邊吃餅乾
吃到飽為止
產生罪惡感與挫折感
自制心減弱
吃得更多

❗悠閒泡個溫水澡的減肥法

悠閒的泡在浴缸內，不僅能夠緩和壓力，而且身體溫暖，能夠促進新陳代謝，有助於消耗熱量。

對於放鬆和減肥都有效的泡澡法，就是在三十八～四十度的溫水中泡二十分鐘。與其在飯前，不如在飯後二～三小時泡澡較具減肥效果。

❗不要喝太多咖啡

很多人在工作沈重時，會一連喝下好幾杯咖啡。

咖啡中所含的咖啡因，有助於分解脂肪細胞中的中性脂肪，減少脂肪量。

但是，不應該依賴咖啡來減肥。咖啡喝太多，不僅容易傷胃，而且罹患狹心症和心肌梗塞的危險性也會提升。

此外，咖啡的利尿作用會導致頻頻上廁所，引起失眠症等各種不良的影響。況且，加入砂糖來飲用，也容易造成糖分攝取過剩。

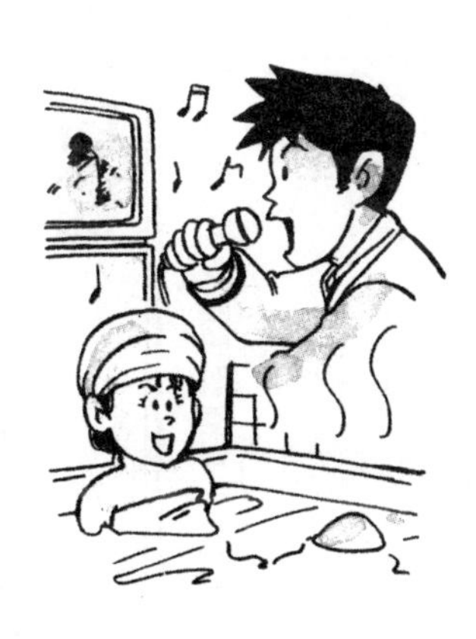

有效的攝取醣類、脂肪、蛋白質

減肥並不是「只要減少食量就夠了」。要巧妙控制身體所需三大營養素醣類、脂肪的攝取量，健康的減輕體重。

■對減肥有效的三大營養素的作用與適量

●醣類

為了減肥，必須要減少醣類的攝取量，但也不可極端的減少。「脂肪是依賴糖的火燄才能夠燃燒」，要使脂肪成為熱量燃燒掉，就需要醣類。一天最少要攝取一百公克的醣類，這相當於二碗飯的熱量。

●脂肪

脂肪組織是由糖分製造出來的，並不是所攝取的脂肪會成為脂肪蓄積下來。脂肪在胃內停留的時間較長，所以較容易保持滿腹感。

吃油膩的食物比較耐餓，理由就在於此。但是，脂肪的熱量太高，所以，要避免攝取太多。

需要注意的是動物性脂肪。攝取太多的肥肉、奶油、牛乳等乳製品，會增加膽固醇和中性脂肪。最好以植物性脂肪為主。一般最理想的攝取比例是植物性脂肪二比動物性脂肪一。

●蛋白質

蛋白質是肌肉的根源，當然不可減少。當肌肉衰弱時，體脂肪就會蓄積，因此要充分攝取蛋白質。原則上，體重一公斤要攝取一公克的蛋白質，體重六十公斤的人，則要攝取六十公克的蛋白質。

三大營養素的攝取法

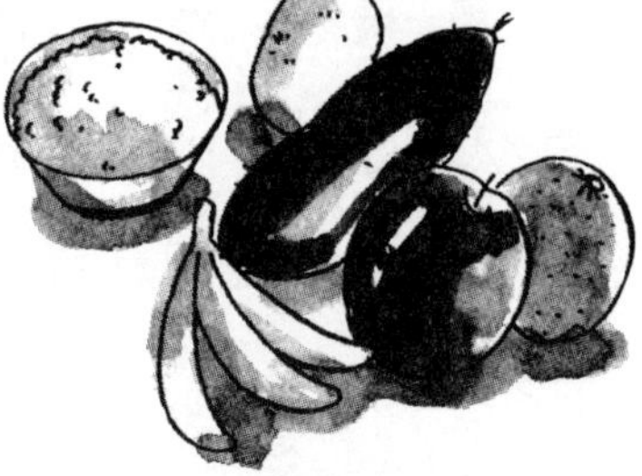

①攝取醣類

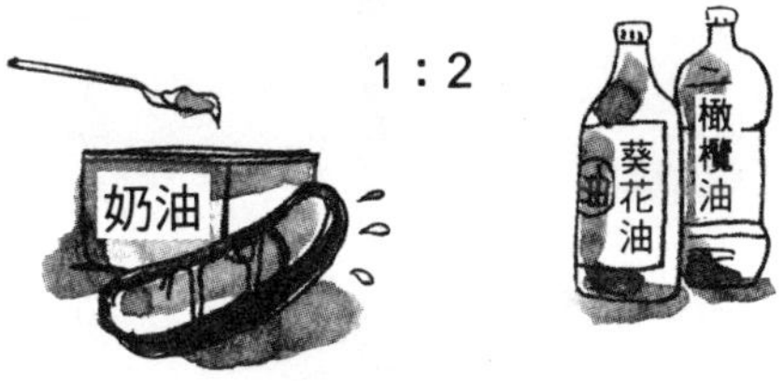

1：2

奶油

葵花油

橄欖油

②攝取脂肪

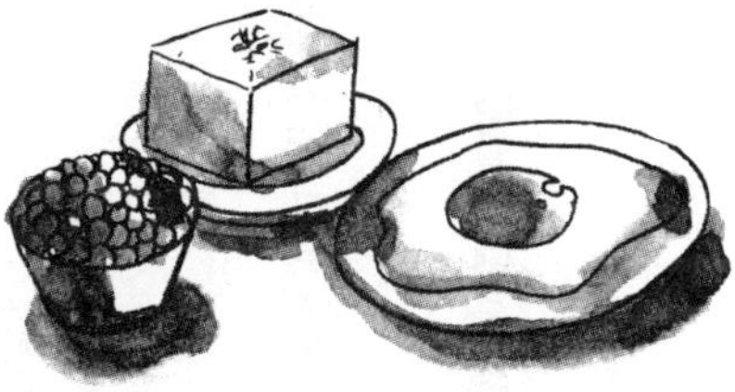

③攝取蛋白質

肉類、蛋、豆腐等豆類中含有豐富的蛋白質。不過，肉類是高熱量食品，故最好選擇肥肉較少的肉。豆類除了甜食之外，也可以作成沙拉或湯類來攝取。

選擇低脂乳製品

牛乳、乳酪等乳製品是鈣質含量豐富的食品，但另一方面卻含有動物性脂肪。肥胖的人最好選擇低脂乳製品。

低脂牛乳的脂質為一般牛乳的一半，而鬆軟白乾酪的脂質，則為奇達乾酪的七分之一以下（參照一四九頁的表）。

培根或香腸不宜多吃

肉類中含有動物性脂肪，而香腸或培根等加工品則含有更多的脂肪。此外，肥肉或帶皮的肉脂肪較多，要避免攝取過多（參照一四九頁表）。

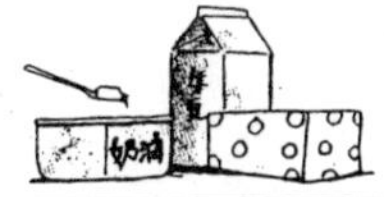

乳製品中所含的脂質（100 公克中）

食品名	脂質(g)	熱量（大卡）
奶油	81	745
奇達乾酪	33.8	423
奶油乳酪	33	346
巴馬乾酪	30.8	475
加工乾酪	26	339
卡芒貝爾乾酪	24.7	310
煉乳	8	327
普通脂肪冰淇淋	8	180
霜淇淋	5.6	146
鬆軟白乾酪	4.5	105
加工乳（普通）	3.4	63
普通牛乳	3.2	59
無糖優格	3	60
低脂奶	1.5	51

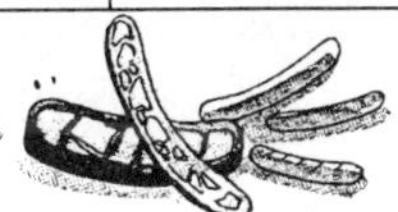

肉類中所含的脂質（100 公克中）

食品名	脂質(g)	熱量（大卡）
乾燥香腸	40.7	50.1
培根	39.1	423
五花豬肉帶肥肉	38.3	417
日本沙朗牛肉帶肥肉	31.0	364
五花豬肉不帶肥肉	30.8	354
日本牛肩脊背帶肥肉	26.4	317
日本五花牛肉帶肥肉	26.4	317
豬脊背肉帶肥肉	25.7	314
維也納香腸	24.8	308
日本沙朗牛肉不帶肥肉	23.3	299
牛絞肉	23.1	293
豬肩脊背肉帶肥肉	22.6	283
牛舌	21.7	269
豬絞肉	19.9	264
五花牛肉帶肥肉	19.6	260
豬肩脊背肉不帶肥肉	16.6	233
雞絞肉	16.2	227
雞翅肉	15.8	221
日本牛里肌肉	15.7	232
帶皮雞腿肉	14.6	211
豬脊背肉不帶肥肉	13.2	210

COLUMN

喝水不會胖，要充分補充水分

能夠暫時得到滿腹感，同時消除便秘

很多人都過度在意體重的變動，甚至認為「喝水也會胖」。

洗三溫暖時，因為大量流汗，體重可能會減少一～二公斤。另一方面，拳擊手在賽前為了達到標準體重，往往會減少水分的攝取量。的確，當體內水分減少時，體重會減輕，但並不是脂肪量減少。亦即只不過是外表上體重減少而已，而不是脂肪燃燒掉而消瘦下來。

有點肥胖的人，最好要多攝取水分。絕對沒有「多喝水會變胖」這回事。多喝水，反而有助於消除肥胖。

多攝取水分的優點，就是能夠暫時得到滿腹感。一旦胃膨脹，就能夠刺激滿腹中樞。

此外，也可以使糞便變得柔軟，防止便秘。便秘是肥胖的大敵。同時，多攝取水分，也能夠暫時抑制食物的消化吸收。

多攝取水分，也具有增加血液水量的優點，能夠稀釋血液，預防血栓症。肥胖的人運動流汗，血液會濃縮而容易引起血栓症。而血栓症也具有引發腦中風或心肌梗塞的危險性。

有些肥胖者在運動後會倒下，理由就在於此。為了防止併發症，在減肥期間也要充分攝取水分。

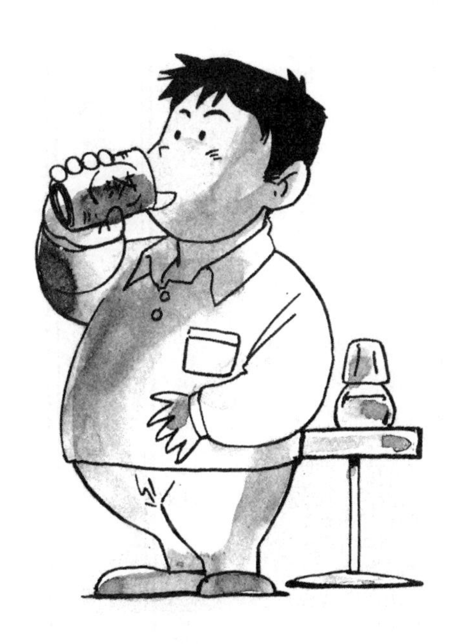

一週要攝取魚類二次以上

竹筴魚、沙丁魚等「青色魚」，能夠預防肥胖而引起的血栓症。血栓症會引起狹心症或心肌梗塞等，所以要積極的攝取魚類。

■竹筴魚、沙丁魚能夠預防血栓症

魚中含有n—3系多元不飽和脂肪酸這種成分。醣類藉著酵素的作用而變成脂肪，但是n—3系多元不飽和脂肪酸，卻具有讓脂肪不易蓄積在體內的作用。

此外，也具有降低血中中性脂肪或血糖的作用。同時，根據研究報告顯示，大量攝取n—3系多元不飽和脂肪酸，不容易引起血栓。

竹筴魚、沙丁魚、秋刀魚等青色魚中，含較多的n—3系多元不飽和脂肪酸。很少吃魚的人，至少一週要攝取二次這類的魚。

植物中也含有n—3系多元不飽和脂肪酸。例如，在菜籽油和豆類中含量較多的亞油酸，能夠預防因為心臟病發作而致死。

memo

魚類料理的簡易食譜

●竹筴魚納豆

低熱量、高蛋白質的納豆和竹筴魚一起攪拌，成為一道下酒菜。

材料（2人份）	
竹筴魚（生食用，三片切）	60g
納豆	80g
蛋黃	10g
細香蔥	10g
芥末片	10片
鹽	少量
醬油	1小匙

作法

①竹筴魚去除小骨，撒上鹽，醃20分鐘。
②竹筴魚從頭的方向開始剝皮，斜切成細絲。
③納豆中加入蛋黃、芥末片、醬油、蔥花混合，拌竹筴魚。
④盛入器皿中，再用剩下半量的蔥花裝飾。

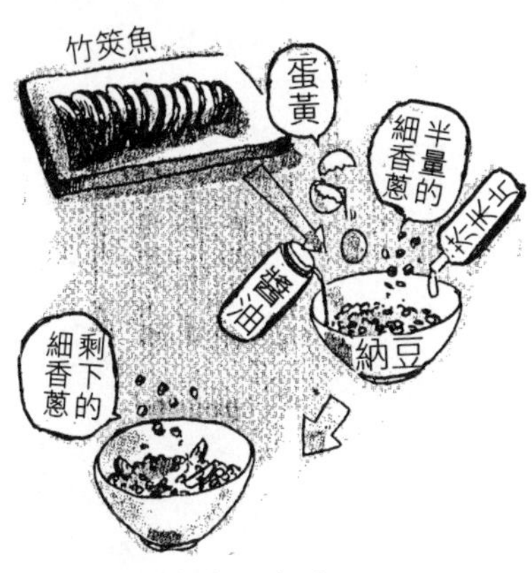

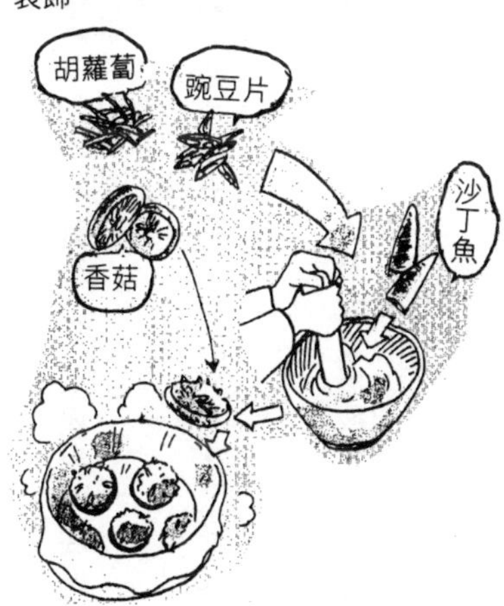

●香菇鑲沙丁魚肉

菇類中含有豐富的食物纖維，是超低熱量的食品，適合用來搭配沙丁魚。

材料（2人份）	
新鮮香菇	100g
沙丁魚	60g
胡蘿蔔、豌豆片	各10g
酒	1小匙
蛋白	10g
太白粉	2/3小匙
薑汁	少許
鹽	少許

作法

①香菇去蒂，胡蘿蔔、豌豆片切碎，燙過。
②剖開沙丁魚，去皮與骨，用研缽研碎，依序加入酒、蛋白、太白粉、薑汁、鹽混合。拌勻後，再加入胡蘿蔔、豌豆片混合。
③將塞入香菇中，置於冒著蒸氣的蒸籠中蒸7～8分鐘。

!「n—3系」為何能夠預防心臟病?

在血小板磷脂質的膜中會產生一種名為二十碳四烯酸的物質，其經由一些過程而變成凝血黃素A_2，會提高血小板的凝集而成為血栓症的原因。

攝取含有很多EPA（二十碳五烯酸）或DHA（二十二碳六稀酸）的n—3系多元不飽和脂肪酸，則不易形成凝血黃素A_2，血小板不易凝集。

與歐美人相比，大量攝取魚類的日本人心臟病患者較少，這是因為大量攝取到n—3系多元不飽和脂肪酸的緣故。

避免攝取太多富含果糖的水果

水果中含有果糖這種醣類。即使是很好的健康食，也不宜攝取過多。一個蘋果中含有相當於一碗飯的熱量。

■水果能夠預防動脈硬化，對於美容與健康都有幫助

水果中含有豐富的維他命C、鉀與食物纖維等，對於美容與健康都有幫助。事實上，水果中含量較多的維他命C，能夠幫助消化管吸收鐵質。因此，罹患缺鐵性貧血症的人，要積極攝取水果。

此外，和蔬菜同樣的，水果也是有抗氧化作用，尤其能防止血液中的壞膽固醇氧化，進而預防動脈硬化。肥胖的人容易引起動脈硬化，故應該每天吃水果，防範疾病於未然。

■多攝取草莓和西瓜，較甜的蘋果則要注意！

即使是很棒的營養來源，但是「過猶不及」，不宜吃太多。水果中含有很多果

糖，而果糖的一大特徵，就是能夠迅速被體內所吸收。

草莓、西瓜、奇異果等水果，熱量較低，而像柿子或蘋果，一個（約三百五十g）則有一百六十大卡的熱量，是高熱量水果，相當於一小碗飯的熱量。

含有果糖的水果，其攝取時機也很重要。最好和早餐一起吃。水果中所含的醣類，能使合成脂肪的胰島素旺盛的分泌。在一天活動開始的早餐攝取水果，就能夠成為熱量消耗掉，而不容易成為脂肪積存在體內。相反的，晚餐後當成甜點大量攝取水果，則容易使得脂肪蓄積在體內。

水果一天攝取一次，蘋果一個或橘子二個以下為限。

❗抗氧化作用

我們的身體藉著呼吸所吸收的氧來製造出活動所需要的熱量。氧的一部分進入體內產生化學變化，成為活性氧。

活性氧會攻擊侵入體內的細菌或病毒。不過，活性氧一旦增加而作用過強時，則連體內的正常物質都會被氧化。而抑制這種氧化作用的功能，就稱為「抗氧化作用」。

memo

水果的熱量標準

水果可食部 100 公克中的熱量					
酪梨	1/2 個	187kcal	葡萄	1 串	59kcal
温州橘	3 個	46kcal	批杷	21/2 個	40kcal
香蕉	1 根	86kcal	石榴	1/2 個	56kcal
臍橙	1/3 個	46kcal	桃子	1 個	40kcal
芒果	1/3 個	64kcal	蘋果	2 個	54kcal
梨	小 1 個	43kcal	葡萄柚	1 個	38kcal
柿子	小 1 個	60kcal	奇異果	2 個	53kcal
甜瓜	1 個	42kcal	西瓜	1 個	37kcal
櫻桃	10 粒	60kcal	鳳梨	1/6 個	51kcal
李子	11/5 個	44kcal	草莓	10 粒	34kcal

（根據五訂　日本食品標準成分表製成）

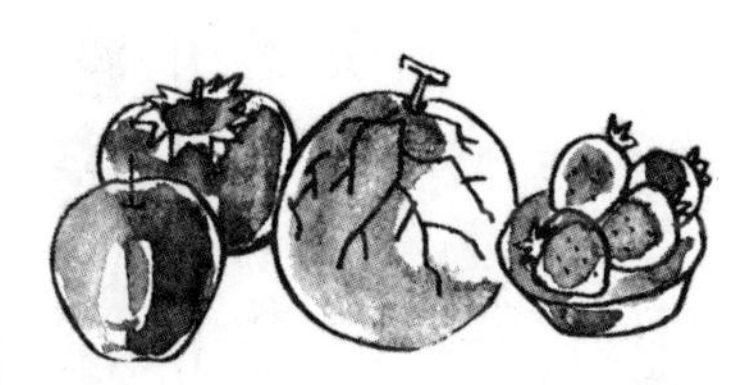
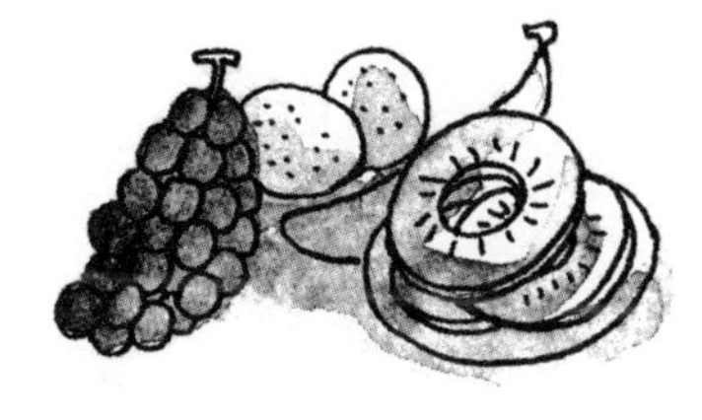

蔬菜、海藻中富含減肥不可或缺的食物纖維

食物纖維能夠消除肥胖的大敵「便秘」，同時能夠預防糖尿病、動脈硬化、高血壓等與肥胖關係密切的疾病，是減肥不可或缺的營養素。

■分為水溶性和非溶性二種

食物纖維存在於植物細胞的表面或細胞質中，在體內無法被消化吸收，而會直接通過腸，成為糞便排泄出來。

提到食物纖維，一般人會聯想到牛蒡或西洋芹等充滿筋的食物。但是像蒟蒻、洋菜及柑橘類中也含有豐富的食物纖維。

食物纖維依性質的不同，分為水溶性和非溶性二種。能溶於水的水溶性食物纖維，存在於海藻類或蒟蒻等食物中，而不溶於水的非溶性食物纖維，則存在於西洋芹、牛蒡、大豆等豆類或乾香菇、葫蘆乾中。

食物纖維進入體內後，會吸收水分，容積增加，並且和水一起吸附各種物質。因此，具有延遲醣類、蛋白質、脂質等營養素吸收的作用。通常，吃完東西後血糖

值會上升，大量分泌胰島素。但是，如果攝取含有較多食物纖維的食物，則食物會慢慢的被吸收，能夠防止血糖值急速上升及胰島素的分泌增加。

食物纖維的這種作用能夠預防糖尿病，同時減緩脂肪被製造出來的速度。

■預防動脈硬化、膽結石並改善高血壓

當食物成分被食物纖維吸收而一起排泄掉時，膽固醇或膽汁酸等消化液的成分也會被食物纖維一併吸附而排泄掉。因此，能夠降低血中膽固醇值，預防動脈硬化及膽結石。同時，也具有促進鈉排泄的作用，能夠有效的預防高血壓。

食物纖維能夠預防與肥胖有關的疾病，同時能夠消除肥胖的「大敵」便秘。

多攝取食物纖維，能夠增加排便量，而且糞便停留在大腸內的時間會縮短，使排便順暢。

減肥時，因抑制食量，而容易出現便秘。這時，攝取食物纖維，就能夠刺激大腸，促進排便順暢。

低熱量食品中含有較多的食物纖維，宜積極攝取。

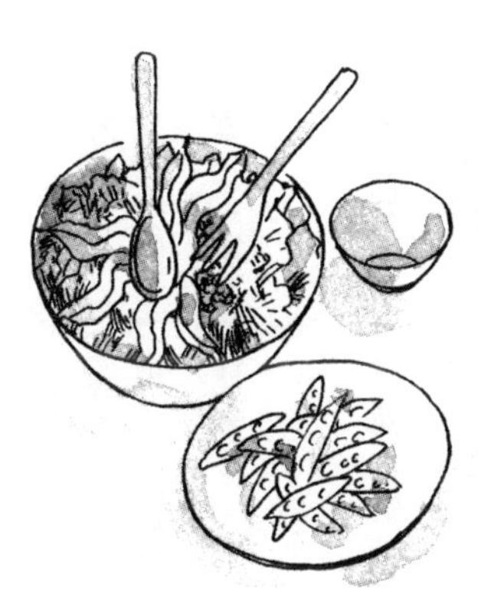

與其利用錠劑或口服液，還不如攝取自然的食品！

攝取太多的食物纖維，則連維他命、礦物質等重要的營養素也會被吸附。不過，富含食物纖維的食品，通常也含有較多的維他命與礦物質。只要從自然的食物中攝取食物纖維，就不用擔心攝取過剩的問題了。

另一方面，利用市售的錠劑或口服液等，可能會導致食物纖維攝取過多。尤其礦物質容易受到食物纖維這類會抑制消化．吸收的物質的影響。因此，如果過剩攝取礦物質含量不足的市售品，則從其他食品中所攝取的營養素的吸收也會受到抑制。

食物纖維能使腸內細菌增加

我們的腸內棲息著一百種的細菌。其中有能夠發揮好作用的「益菌」以及會做惡的「害菌」。食物纖維能使益菌增加，同時能夠抑制害菌的作用。

藉著食物纖維而增加的代表性益菌，就是雙歧乳桿菌。雙歧乳桿菌能夠合成維他命與蛋白質，促進食物的消化、吸收，而且具有抑制害菌增殖的作用。

1天攝取20～25公克的食物纖維

日本人1天的食物纖維攝取量平均為15～16公克。最近因為食物纖維不足而造成大腸癌患者增加。大部的人都缺乏食物纖維，而一旦肥胖時，這種情形更為明顯。1天至少要攝取20～25公克的食物纖維。

食物纖維含量較多的蔬菜

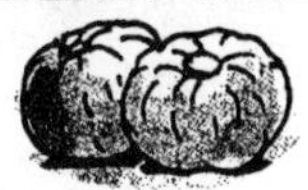
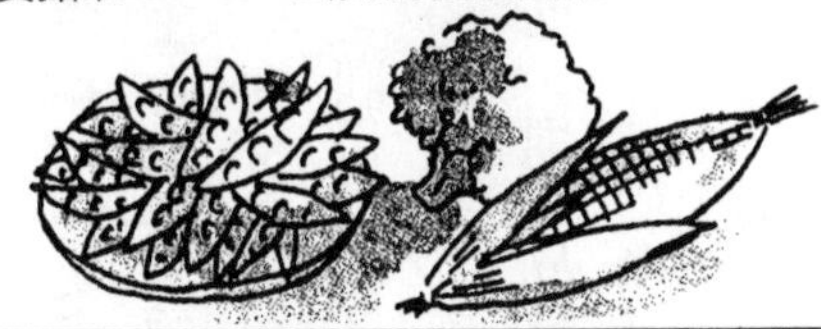

食品名	100公克中的含量	食品名	100公克中的含量
葫蘆乾	30.1	毛豆	5.0
蘿蔔乾	20.7	秋葵	5.0
青豆	7.7	花椰菜	4.4
紫蘇葉	7.3	小青椒	3.6
荷蘭芹	6.8	南瓜	3.5
牛蒡	5.7	細香蔥	3.3
明日葉	5.6	玉米	3.0
高麗菜芯	5.5	豌豆片	3.0

食物纖維含量較多的海藻、菇類

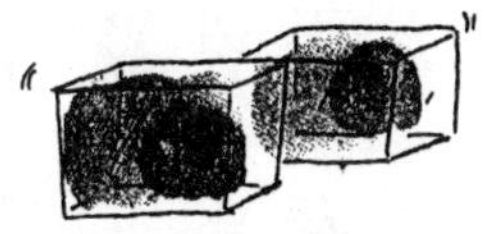
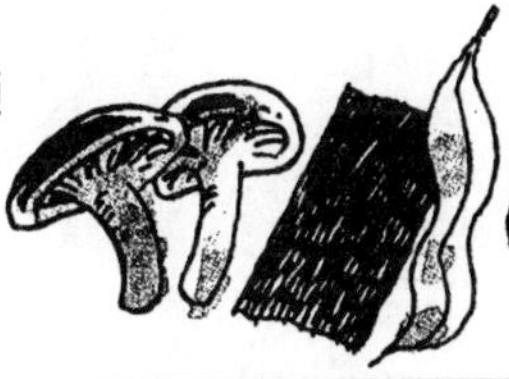
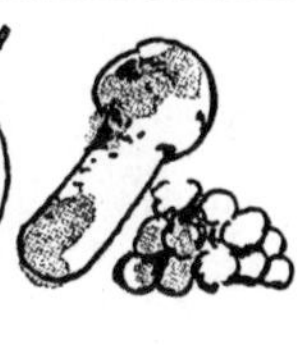

食品名	100公克中的含量	食品名	100公克中的含量
洋菜	74.1	蘑菇（水煮罐頭）	5.5
乾木耳	57.4	海帶芽莖	5.1
乾羊栖菜	43.3	日本松茸	4.7
乾香菇	41.0	香傘菌	4.3
綠紫菜	38.5	毛柄金錢菌（金菇）	3.9
紫菜	31.2	新鮮香菇	3.5
乾海帶	27.1	叢生口蘑	3.3
佃煮海帶	6.8	多瓣奇果菌	2.7
海帶芽（浸泡後）	5.8	糙皮側耳菌	2.6

（資料：『五訂　日本食品標準成分表』）

COLUMN

高明的從幾種食品中攝取食物纖維

最好從幾種富含食物纖維的食品中來攝取食物纖維。如果一天要從蔬菜中攝取二十公克的食物纖維，那麼，就要吃二十～三十個番茄或二十條小黃瓜。

依蔬菜種類的不同，食物纖維的含量也各有不同。食物纖維含量較多的蔬菜，包括蘿蔔乾、毛豆、牛蒡等。與其生吃蔬菜，還不如藉著炒、煮等調理法來攝取，這樣反而能夠攝取到更多的量。

食物纖維含量較多的食品，以海藻和菇類為代表。可以利用多種調理法，將羊栖菜、香菇、海帶芽積極的納入菜單中。這些食品的熱量較低，可以和主菜搭配，或當成副菜來利用。尤其中性脂肪較高的人，最好多攝取一些。糙米中的食物纖維含量為白米的四倍，將糙米加入白米中，就能夠從主食中攝取到食物纖維。

水果方面，則奇異果、香蕉、橘子等含有豐富的食物纖維。橘子要整瓣都吃，才能夠攝取到更多的纖維。

此外，菜豆、豌豆、大豆等，幾乎所有的豆類都含有豐富的食物纖維。大豆製成豆腐後，食物纖維會流失，但是豆渣卻堪稱是「食物纖維的寶庫」。

只要花點心思，相同的素材也能夠變成低熱量食

去除素材的脂肪或購買肥肉較少的部位，只要在購物及調理法上下點工夫，就可以做出低熱量的料理。藥味或香料的巧妙使用，則是提味的秘訣。

■將材料切成大塊來蒸、煮

不要使用脊背肉，最好選擇里肌肉等脂肪較少部位。同樣是一百公克的豬肉，但肥肉較多的五花肉有四百大卡的熱量，而里肌肉只有一百三十三大卡的熱量。

調理時，與其採用炸的方式，不如利用蒸、煮的方式，較能夠去除脂肪。光是蒸，可能覺得不夠味，這時可以巧妙的使用薑、藥草等藥味或香料來提味。如果是採用照燒的方式，不使用油調理而利用鐵絲網來烤的話，就能夠使食物保持低熱量狀態。而像漢堡等絞肉料理，加入豆腐，就能夠提升營養價。

材料切得大塊一些，在用油炒之際，接觸油的面積較少，就能夠減少吸油率。另外，因為材料較大，所以必須充分咀嚼。這時血糖值會上升而刺激滿腹中樞，結果就能夠避免吃得太多。

依調理法的不同熱量有所不同

使用 1/2 塊豆腐時

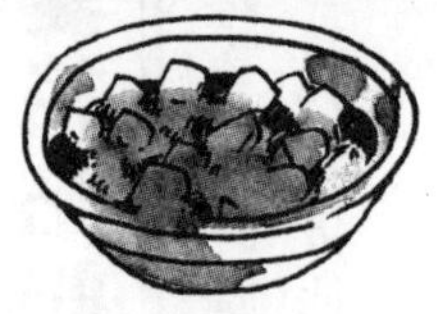

麻婆豆腐 292 大卡

降低 215 大卡熱量

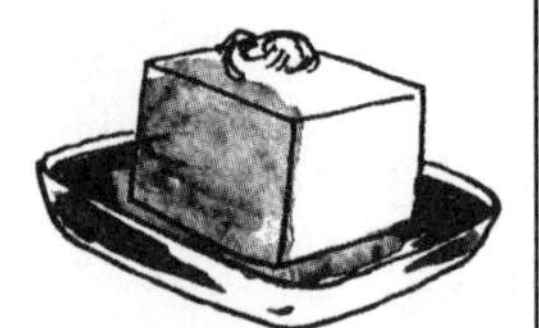

涼拌豆腐 77 大卡

使用 60g 公克雞肉時

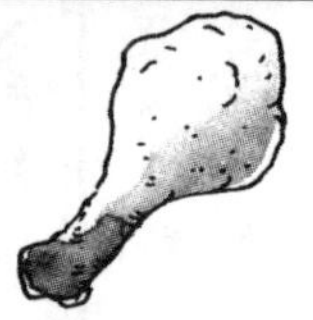

炸雞腿 120 大卡

降低 40 大卡熱量

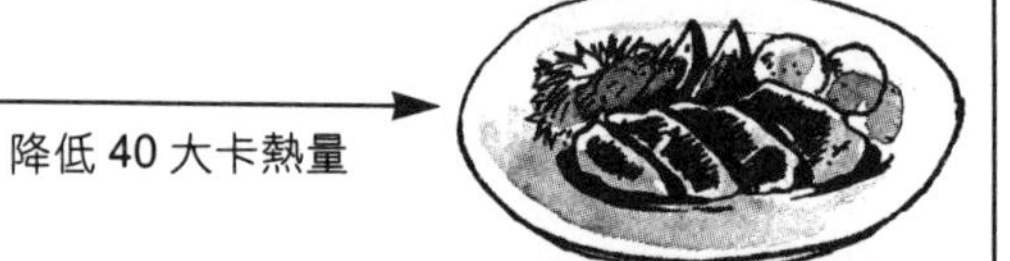

照燒雞腿 80 大卡

蛋 1 個

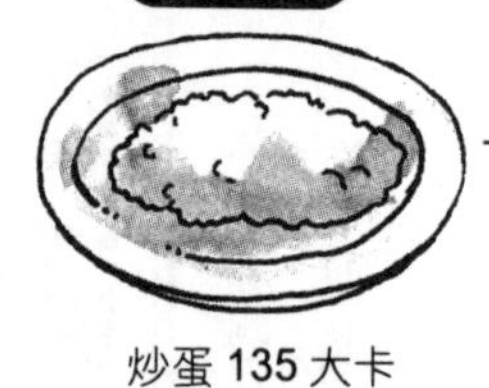

炒蛋 135 大卡

降低 60 大卡熱量

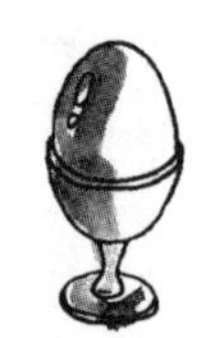

煮蛋 75 大卡

沙丁魚 1 條

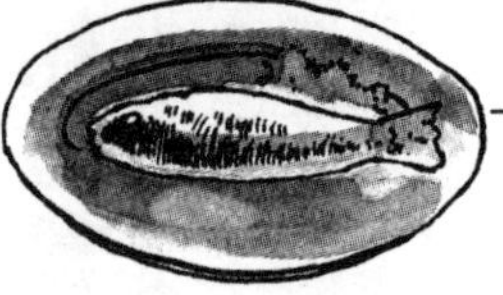

炸沙丁魚 260 大卡

降低 170 大卡熱量

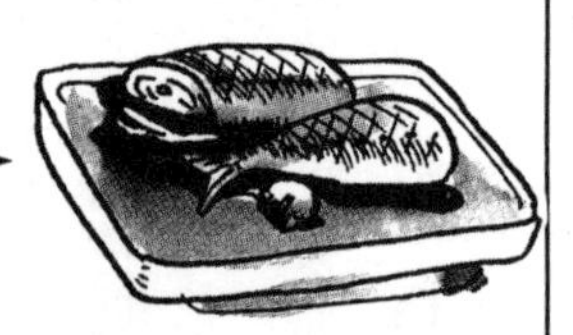

醃鹹梅煮沙丁魚 90 大卡

memo

當令季節、產地或種類也會造成差距

魚的熱量比肉低，但是會因當令季節、產地、部位或種類的不同，熱量也有所不同。

根據『五訂日本食品成分表』上的標示，秋天捕獲的鰹魚，其脂肪為春天捕獲鰹魚的12倍以上，而大西洋的鯖魚（進口品）的脂肪，則為日本國內產鯖魚的2.2倍。

同樣都是鮪魚，但側腹的多脂肪肉和背側的紅肉兩者脂肪量有18倍的差異。

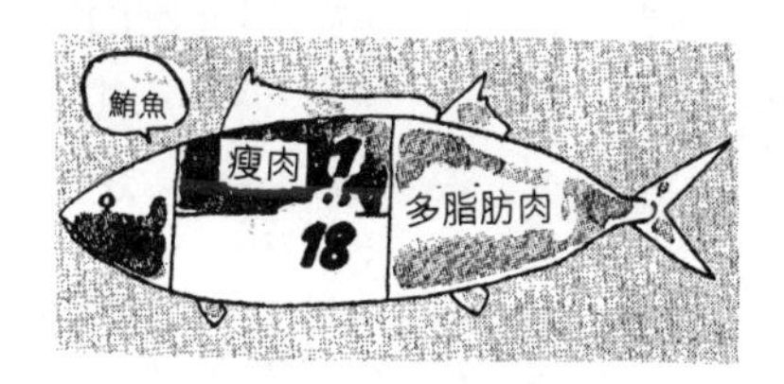

口味清淡的比目魚、鱈魚、鰒魚等白肉魚，熱量較低。同樣都是100公克，但是鰤魚的熱量為257大卡，而鰒魚只有70大卡，有3倍以上的差距。

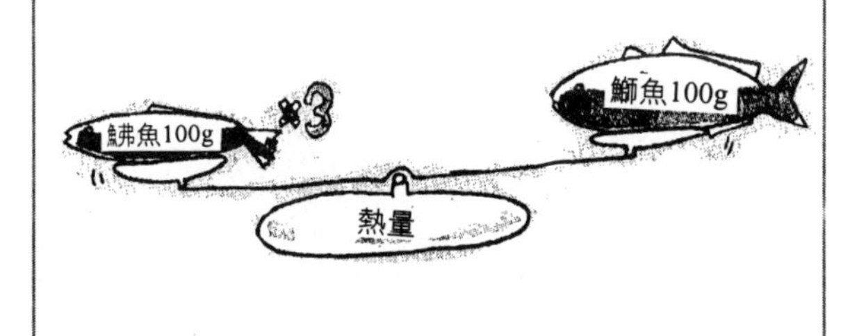

聰明篩選高熱量的外食

高明的選擇外食，就可以抑制熱量並補足偏差的營養。要重新評估午餐的攝取方式。

■可以選擇小菜較多的日式定食

為了彌補不足的體力，於是午餐想要藉著炸蝦或排骨定食等，來補充工作熱量來源，但卻往往因此而攝取過多的熱量。

在外用餐時，最好選擇日式定食。中式料理即使利用低熱量素材，但會利用油來調理。與炒菜相比，麻婆豆腐或八寶菜等淋醬汁的料理熱量較高。而西餐也會使用大量的奶油或乳製品，要盡量避免。

■遠離以油炸菜為主菜的料理

選擇日式食品時，要遠離以肉或油炸菜為主菜的料理。例如，可將薑燒豬肉定食更換為鹽烤竹筴魚定食，這樣就可以減少二百大卡熱量。另外，攝取涼拌菜或燙青菜等副菜，就可以減少飯的攝取量。

選擇蔬菜較多的便當

蓋飯等單品的飲食，不僅熱量高，而且在狼吞虎嚥的情況下會吃得太多。

而壽司則會使用脂肪較多的菜碼，不僅價格昂貴，同時也是高熱量食品。像旋轉壽司等容易吃得過多，最好避免。

最好選用配菜較多的便當。市售便當飯量較多，不一定要全部吃完。

學習糖尿病食

為避免肥胖，最好選擇營養均衡的低熱量食品。其中糖尿病患者的飲食可供典範加以參考。

巧妙的搭配蔬菜、魚、肉等，而且一天三餐總熱量為一千二百大卡，非常的低。

對稍微肥胖的人而言，這的確是理想的飲食。

糖尿病的菜單例

- 早餐：香漬烤竹筴魚、鰹魚煮竹筍、芝麻拌菠菜、飯1碗、牛奶1杯
- 午餐：綴蛋蕎麥麵、馬鈴薯煮魚肉末、西瓜一塊
- 晚餐：豬肉炒煮蔬菜、涼拌豆腐鋪上小乾白魚、醋拌紅白蘿蔔絲、飯1碗、高湯1碗

memo

外食菜單的熱量

只要更換平常所吃的菜單，就可以大幅降低熱量。

- ●咖哩豬排 .... 1000 大卡 →生魚片定食 .... 550 大卡＝減少 450 大卡
- ●薑燒豬肉定食 .... 800 大卡 →鹽烤竹莢魚........ 600 大卡＝減少 200 大卡
- ●咖哩烏龍麵............ 500 大卡 →山菜蕎麥麵........ 350 大卡＝減少 150 大卡
- ●炸蝦蓋飯 .... 855 大卡 →雞肉雞蛋飯........ 600 大卡＝減少 255 大卡

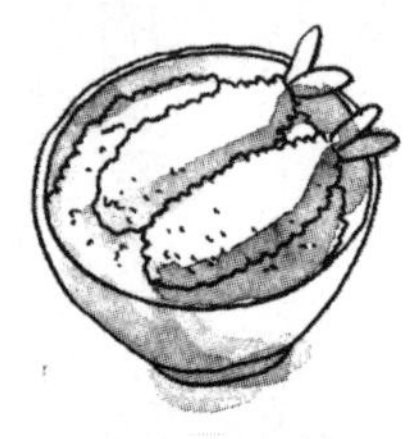

炸蝦蓋飯 880 大卡

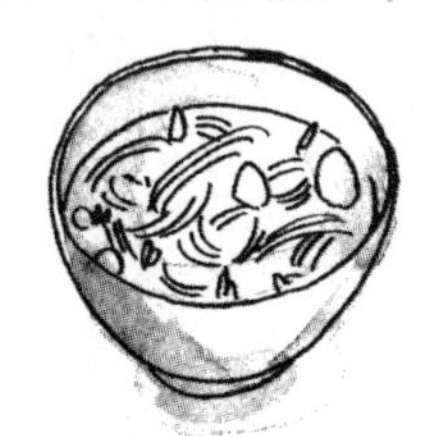

山菜蕎麥麵 350 大卡

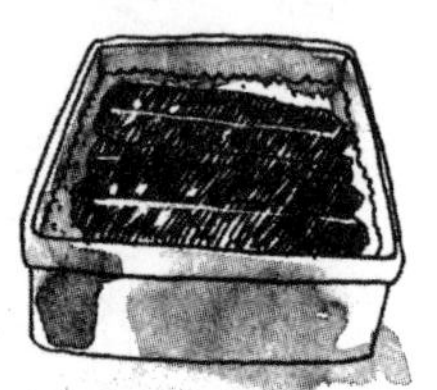

鰻魚飯 740 大卡

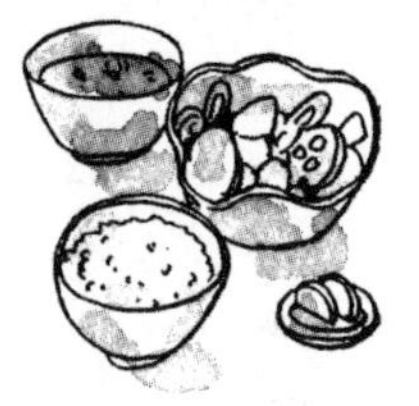

筑前煮定食 540 大卡

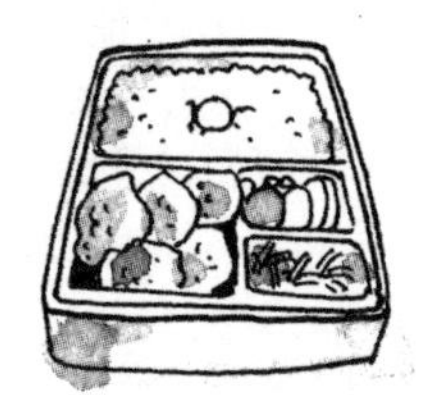

乾炸菜便當 850 大卡

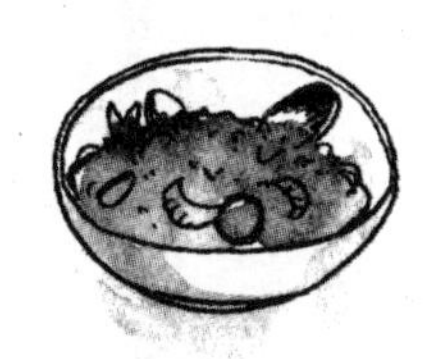

海鮮義利大麵 380 大卡

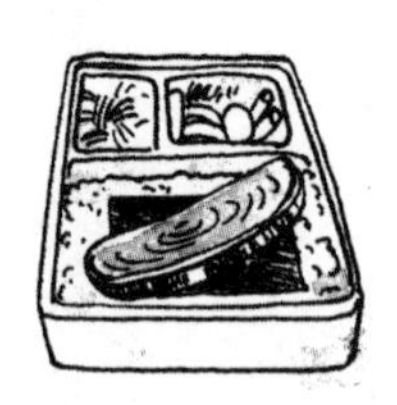

鮭魚便當 600 大卡

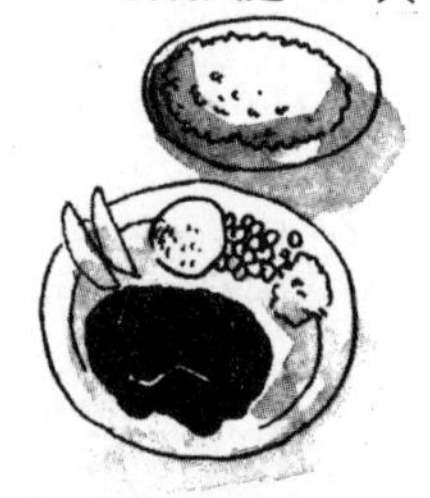

漢堡餐 770 大卡

（資料：『藉著生活習慣治療肥胖』　大野誠）

以茶或礦泉水代替甜的飲料

很多人一天中所喝的飲料相當於三碗飯的熱量。二百cc的罐裝甜咖啡含有半碗飯的糖分。

■食量不大也沒有吃零食卻仍然肥胖

現在隨處可見自動販賣機，亦即隨時都可以喝到清涼飲料。

昔日的人必須帶著裝有開水的茶壺去上班，但現在已不見這種光景。在下班的途中或公司附近，隨處都可以買到冷熱飲，有的人甚至一天喝二～三瓶。

很多壯年期的人食量不大，也不吃零食，但卻依然發胖，其原因就在於此。而且多半是因為血中的中性脂肪與血糖增加，才發現到自已有這種不良的習慣。

■攝取無糖、低熱量的飲料

有不少人會利用工作空檔或喝下午茶的時間喝甜的飲料。

甜的罐裝咖啡、果汁、汽水二百cc中，含有一大匙的砂糖，相當於半碗飯的熱量。如果喝三百五十ml的罐裝飲料，當然就會攝取到更多的熱量。而一天喝好幾瓶飲料的話，就等於吃下好幾碗飯了。

最好選擇礦泉水或茶，亦即攝取無糖或低熱量的飲料。另外，一百%的純果汁內雖然沒有砂糖，但卻含有果糖，所以熱量也不低。

memo

喝烏龍茶能夠減少脂肪嗎？

中國人愛吃油膩的食物，但是身材都不胖，動脈硬化和高血脂症的患者也較少，專家認為這可以與飯後喝茶有關。

中國茶中含有植物性的膽固醇等，能夠有效的抑制脂肪的吸收。但是，不要過度迷信於這種說法。想要減肥的人，還是應該從減少食量開始。

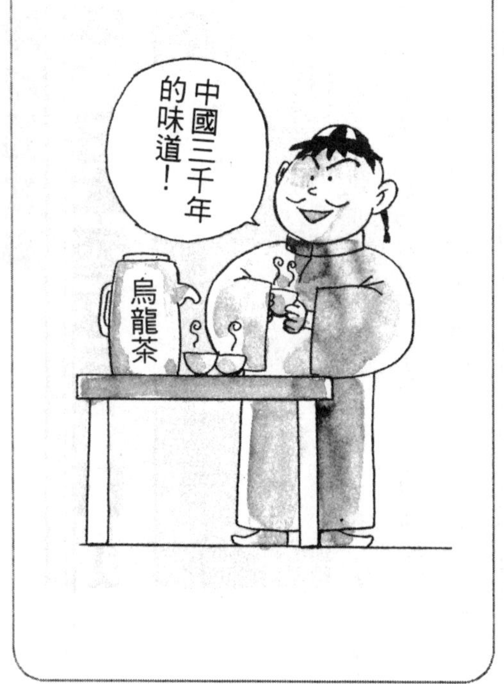

可可能預防動脈硬化嗎？

可可的原料可可豆，和紅葡萄酒一樣，含有豐富的多酚。多酚具有抗氧化作用，因此，可可能夠有效的預防動脈硬化或癌症。

但是，攝取多酚，不見得就能夠完全擺脫這些疾病。尤其可可多半與牛奶、砂糖混合飲用，所以肥胖者最好不要喝太多。

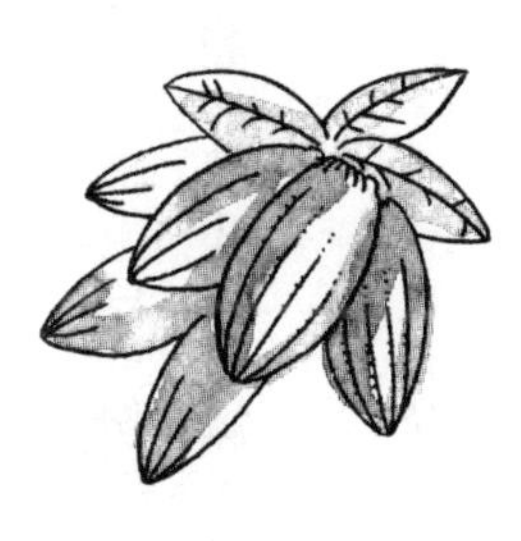

你知道保特瓶症候群嗎？

很多人都把飲料當開水來喝。但是，喝罐裝或保特瓶裝的甜飲料後，反而會覺得口渴，於是又繼續喝下去，結果造成惡性循環。

現在兒童罹患生活習慣症的例子增加，這就是保特瓶症候群。原因之一就是經常與這些甜飲料為伍。這些甜飲料一天只能喝一瓶，口渴時，最好喝白開水或茶。

清酒一天以一百八十cc為限

適量飲酒有助於健康，但是，飲酒過度卻會造成肥胖或疾病。在此為各位介紹與酒和睦相處的方法。

■罐裝啤酒二罐或葡萄酒二杯為適量

如果以酒來換算一碗飯的熱量，則清酒為一合（一百八十cc），威士忌雙份一杯、啤酒一大瓶、罐裝啤酒（三百五十cc）二瓶、燒酒（原液）葡萄酒杯七分滿、葡萄酒二杯。

也許你會說：「雖然喝下一瓶啤酒，但是只要少吃一碗飯不就好了。」不過，酒進入體內以後，會促進胰島素的分泌，容易肚子餓。

用餐前喝酒，會增進食慾。對於肥胖者而言，酒精的這個效果會造成不良的影響。

此外，喝酒而食量減少，但是，卻無法巧妙的控制熱量，仍然會發胖，理由是因為喝酒會促進胰島素的分泌。雖然吃得不多，卻因為啤酒喝得太多而導致肥胖或出現啤酒肚，就是這種例子。

另外，一邊喝酒一邊吃油膩食品，會使得血中的中性脂肪明顯增加。

■飲酒過量，會成為高血壓、痛風等各種疾病的原因

飲酒過量，容易造成肥胖，當然也會成為引發各種疾病的原因。飲酒量越多，越容易使血壓升高。以清酒為例，一天喝三合（五百四十cc）以上，就容易引起腦溢血或蛛網膜下出血。此外，啤酒中含有很多尿酸的根源嘌呤體，因此，啤酒喝太多，容易引發痛風。

酒的適量，以清酒而言，一天只能喝一百八十cc，但是愛喝酒的人，可能很難節酒或戒酒。另外，對於有晚酌習慣的人而言，節酒也是很痛苦的事情，有可能會因為壓力而造成暴飲暴食的反效果。

■只要增加「休肝日」，則即使喝少量也會醉

減少酒的方法有二種。一種是減少飲用量的方法，另一種則是減少飲用次數的方法。如果無法減少一次的飲用量，則最好以一週或一個月為單位，設定整體的飲

酒量。

例如，有些日子喝酒，有些日子則完全滴酒不沾。養成習慣之後，慢慢增加休肝日的天數。一旦不喝酒的天數增加，只要飲用少量也會醉。這麼一來，就更能夠減少酒量了。經常在外面喝酒的人，要減少應酬的機會。

在應酬或宴會上，不要一開始就拚命喝酒，要先吃點食物，一旦肚子填飽後，就能夠減少飲酒量了。

經常在家飲酒的人，不要買酒囤積，冰箱內不要放太多啤酒，也不要製做太多的冰塊。藉著這些方法，就能夠減少與酒接觸的機會。

❗盡量點能夠立即上桌的下酒菜

在外喝酒，多半會搭配一些鹽分較多的下酒菜，但是，鹹的食物會讓你想要喝酒解渴。如果下酒菜很慢才會端上桌，那麼，就會不自覺的想要利用酒來裹腹，結果就會造成飲酒過量。

在餐館點下酒菜時，最好選擇毛豆、涼拌豆腐等能夠立刻端上桌的下酒菜。

酒的熱量

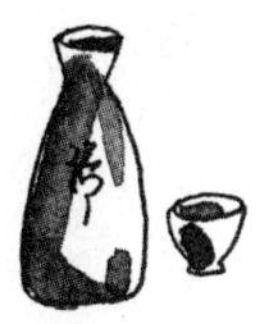

清酒(15 度)
1 合(180ml)
192 大卡

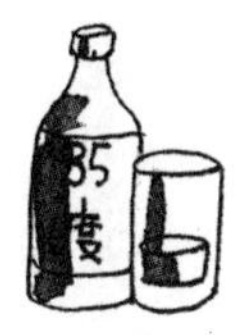

燒酒
（甲類:35 度）
1 合(180ml)
355 大卡

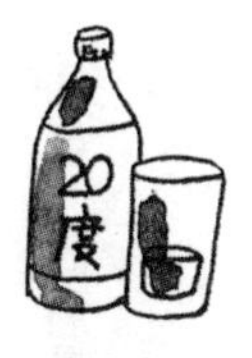

燒酒
(乙類：25 度)
1 合(180ml)
255 大卡

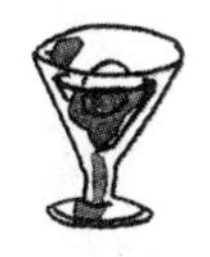

梅酒(13 度)
1 合(180ml)
291 大卡

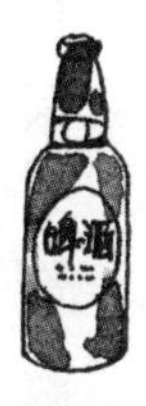

啤酒(淡色)
中瓶 1 瓶(500ml)
201 大卡

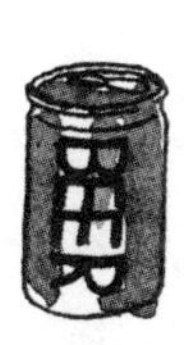

啤酒(淡色)
罐裝啤酒 1 罐
(350ml)141 大卡

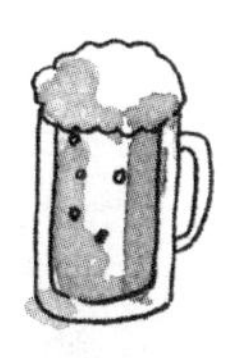

啤酒(淡色)
中杯 1 杯
(500ml)201 大卡

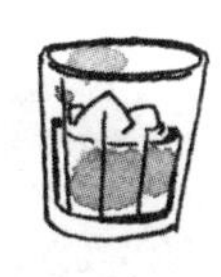

威士忌、白蘭地(40度)
單份(30ml)
67 大卡

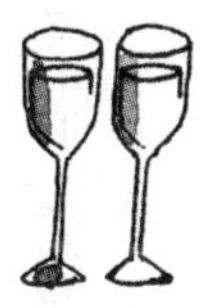

葡萄酒(白)
1 杯(120ml)
87 大卡

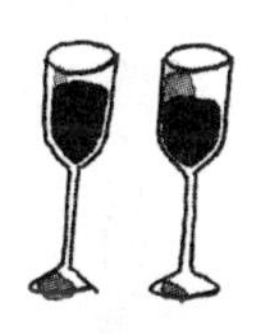

葡萄酒(紅)
1 杯(120ml)
87 大卡

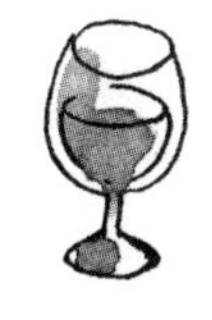

萊姆酒(40 度)
單份(30ml)
68 大卡

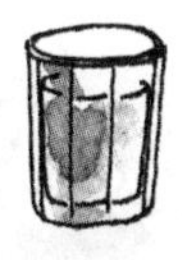

伏特加酒(50 度)
單份(30ml)
68 大卡

❗評估自己的酒量來喝酒

為了配合他人的步調，則自己可能在不知不覺中喝下超過自己酒量的酒。同時因為啤酒清涼而一飲而盡。

對於肥胖者而言，並沒有所謂「喝下之後對你有幫助的酒」。不過，若要說有點長處的話，那就是紅葡萄酒了。

紅葡萄酒帶有澀味，口感不如白葡萄酒那麼好，所以不容易一飲而盡，但卻是值得慢慢品嘗的酒。

此外，因為含有多酚，所以與其他酒相比，對健康較有幫助。

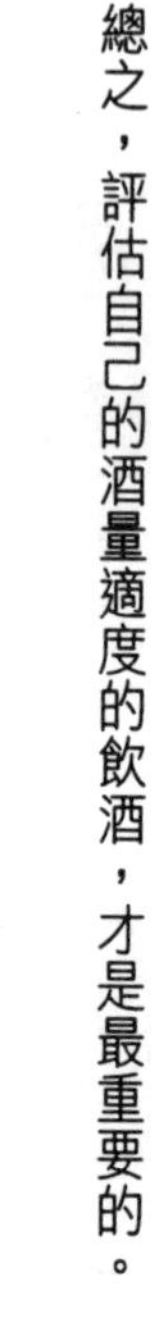

總之，評估自己的酒量適度的飲酒，才是最重要的。

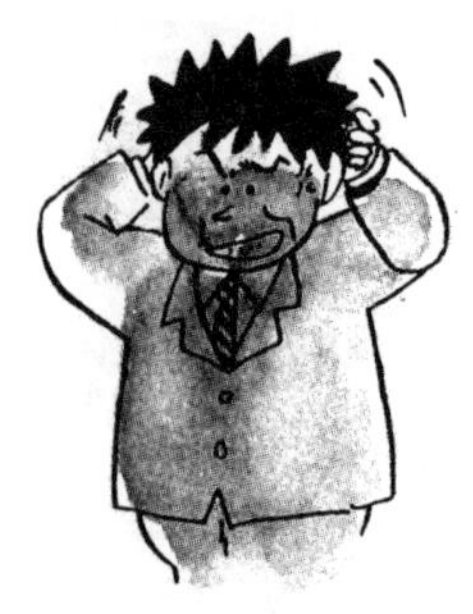

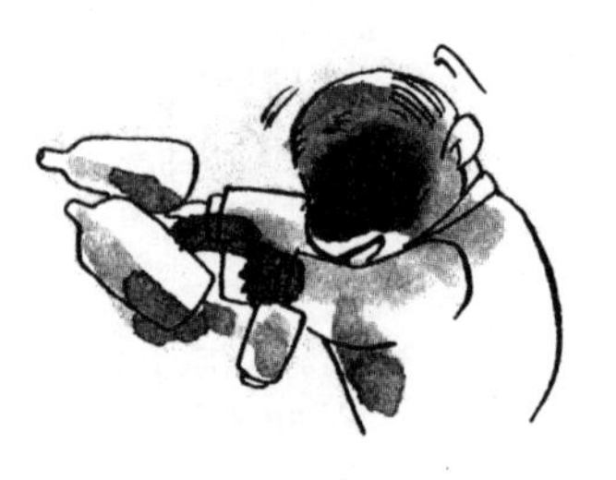

COLUMN

調查死亡率，證明「飲酒適量為百藥之長」

「酒是百藥之長」，高明的喝酒，對健康而言，酒是優良的飲料。根據某項關於酒的攝取量與死亡率的關係的調查顯示，少量飲酒的人死亡率比滴酒不沾的人更低。

該調查不分人種、場所，完全不喝酒的人與在某種程度下飲酒的人相比，死亡率高了一些。不過大量飲酒的人死亡率最高。完全不喝酒的人，因為狹心症、心肌梗塞等心臟病而造成的死亡率較高。而飲酒過度的人，因為肝硬化、癌症、腦中風等而造成的死亡率較高。

此外，死亡率最低的喝酒量，以清酒來換算，則稍微肥胖或不太肥胖的人為一百八十cc。一旦喝超過這個量，不但得不到「百藥之長」的效果，反而會招致不良弊端。只要看那些付出昂貴代價的人的下場，就可以了解這個道理了。

進行走路、跳舞、游泳等輕度運動

並非所有的運動都很好，劇烈運動無法得到效果。想要使體脂肪燃燒，最好進行走路、騎自行車、游泳、跳舞等不會讓你感覺呼吸困難的運動。

運動不足會加速肥胖

暴飲暴食是造成肥胖的原因。但持續運動不足的狀態，則身體更容易發胖。

如果不運動，則隨著年齡的增長，基礎代謝量的確會降低。基礎代謝量一旦降低，消耗的熱量就會減少，這時只要不運動，體內的脂肪就會蓄積。此外，運動不足時，胰島素的降血糖作用也會降低，導致胰島素過剩分泌，促進脂肪的合成。

運動能夠燃燒掉多餘的脂肪，不僅體脂肪會減少，同時也能使胰島素的作用恢復正常。

此外，持續運動，能夠提高基礎代謝量，成為不易發胖的身體。同時也能預防高血壓、糖尿病、高血脂症、痛風等與肥胖有關的疾病。

想要燃燒脂肪，就要進行有氧運動

使基礎代謝量上升，能夠有效燃燒體脂肪的運動，就是「有氧運動」。開始運動後，最初消耗掉的熱量，就是血中的糖分及蓄積在肌肉內和肝臟內的肝糖。一旦這些熱量被燃燒掉之後，就會開始燃燒體脂肪。

運動經過二十分鐘後，體脂肪會開始燃燒。這時，為了燃燒體脂肪，則需要大量的氧。因此，適合進行可以讓體內吸收更多氧的運動。

代表性的有氧運動，就是走路、慢跑、游泳、有氧健身運動等。

memo

過度激烈的運動反而不會使體脂肪燃燒

為了讓體脂肪燃燒，則需要氧。進行激烈的有氧運動，反而無法充分供應運動所需的讓熱量燃燒的氧，因此無法燃燒脂肪。

最好選擇能夠讓呼吸保持輕鬆的運動。進行慢跑時，如果肥胖者跑到氣喘呼呼的話，可能會對心臟或膝造成負擔。

要以能夠一邊聊天一邊跑的程度來慢跑，這才是適合燃燒脂肪的強度。

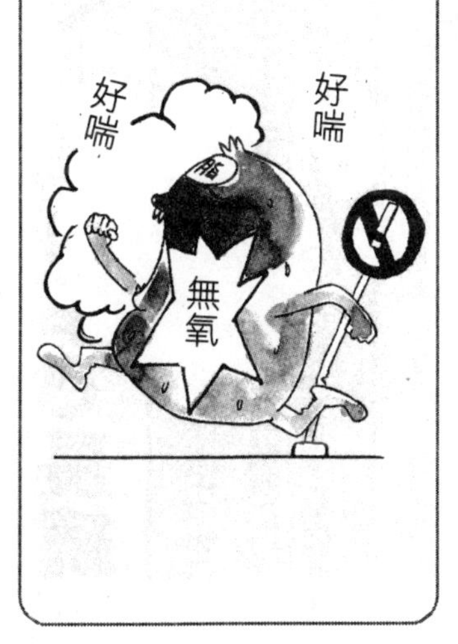

這些運動並不激烈，能夠依照自己的步調來進行，故可以持之以恒。另外，也和年齡、性別無關，任何人都能夠進行這些運動。

肥胖的兒童增加二～三倍

根據日本文部科學省的「小學生（男孩）肥胖傾向兒的比例」（文部科學省學校保健統計調查報告書）顯示，「兒童超過標準體重二十％以上，判定為肥胖。學童十人中有一人是肥胖兒，這二十～三十年內，肥胖兒童增加了二～三倍」。

孩提時代肥胖時，脂肪細胞數會增加，所以，長大成人之後也容易發胖。因此，在孩提時代就應該要做好肥胖對策。

男性的運動效果較大

同樣的運動量，但是，男性的體脂肪減少率較女性大。

另外，利用運動來減少體脂肪的部位，則男女有別。男性能夠減少腹部脂肪，但女性並未出現這種傾向，這是經由調查研究得知的事實。

一天走路三十分鐘以上──能夠持續進行的簡單運動

走路是能夠持續進行的簡單運動。利用萬步計從第一步開始走一萬步。另外，在生活中也要養成盡量走路的習慣。

■一開始就做不習慣的運動，容易遭遇挫折

會主動積極運動的人，多半不是肥胖者。

換言之，肥胖的人通常都不喜歡運動。因為不活動身體，結果就變得更胖了。即使想要運動，也不知道要選擇何種運動。即使選定運動項目，也因為意志薄弱而無法持之以恒。

以往不太運動的人，不必執著於特定的運動，只要從能夠積極的活動身體開始進行即可。

■快步走三十分鐘，能夠消耗掉一碗飯的熱量

在平常沒事坐著的時候，一小時會消耗掉六十大卡的熱量，而坐著看書時，也

只會消耗掉七十～八十大卡的熱量而已。但是散步一小時，則會消耗掉二百大卡，亦即相當於一碗飯的熱量。而進行輕鬆的慢跑，則可以消耗掉三百～四百大卡，亦即相當於一碗素湯麵的熱量。

而且，走到冒汗的程度時，就更能夠增加熱量的消耗量。走三十分鐘，能夠消耗掉一碗飯的熱量。

一天快步走三十分鐘，是任何人都可以辦到的簡單運動。

memo

身體開始發熱就是脂肪開始燃燒的訊息

在體脂肪開始燃燒之前，需要經過二十分鐘的時間。如果在二十分鐘內就停止運動，則體脂肪無法被燃燒掉。因此，在快步走二十分鐘以後，通常身體會覺得濕熱，這就是體脂肪開始燃燒的訊息。

相反的，走了三十分鐘以後身體依然沒有發熱，就表示脂肪並未燃燒。最好以能夠讓身體出汗的程度來走路。

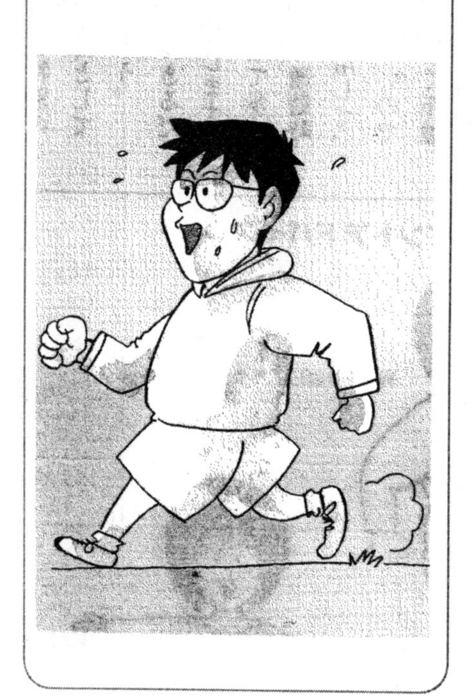

上下班途中延長步行距離

搭車上下班，一整天坐在辦公桌前，而且工作到很晚才回家的人，根本沒有時間走路。因此，要把走路納入生活中的一部分來進行。

例如上下班途中，盡量擴大走路的範圍。可以提早一站下車，以延長走路的距離。如果上班時間緊迫，那麼，也可以利用午休時間走路。就算一天抽不出三十分鐘的走路時間，十分鐘也可以。習慣之後，慢慢的增加步行距離。

如果平常真的辦不到，則可以利用休假日的時間多走路。

習慣走路之後，以一天走一萬步為目標，亦即相當於六公里的距離，藉此能夠消耗掉將近三百大卡的熱量。

這時，要抬頭挺胸快步走。可以利用市售的萬步計，將每天的步數填入表中做記錄，這也算是一種自我鼓勵。

❗運動禁忌

肥胖者突然做劇烈的運動，會對心臟造成負擔。

以往很少運動的人，不要一開始就進行慢跑等強烈的運動。有心臟疾病等肥胖併發症的人，最好向醫師諮詢適合自己的運動程度。

另外，身體狀況欠佳、睡眠不足、宿醉、血壓較高時，也要避免運動。要配合自己的步調來進行，這樣才能夠持之以恒。

❗出現異常時的處置

①呼吸困難時，要休息到呼吸變得輕鬆為止。

②腹痛時，要暫時停止運動。等疼痛去除而沒有大礙時，再開始做運動。

③通常經過一～二天後，肌肉痛就會自然消失，不必要特別停止運動。如果擔心的話，就暫時休息，直到疼痛去除為止。

④膝和腳踝出現關節痛時，則要中止運動，觀察情況。疼痛不退時，就要去看醫生。

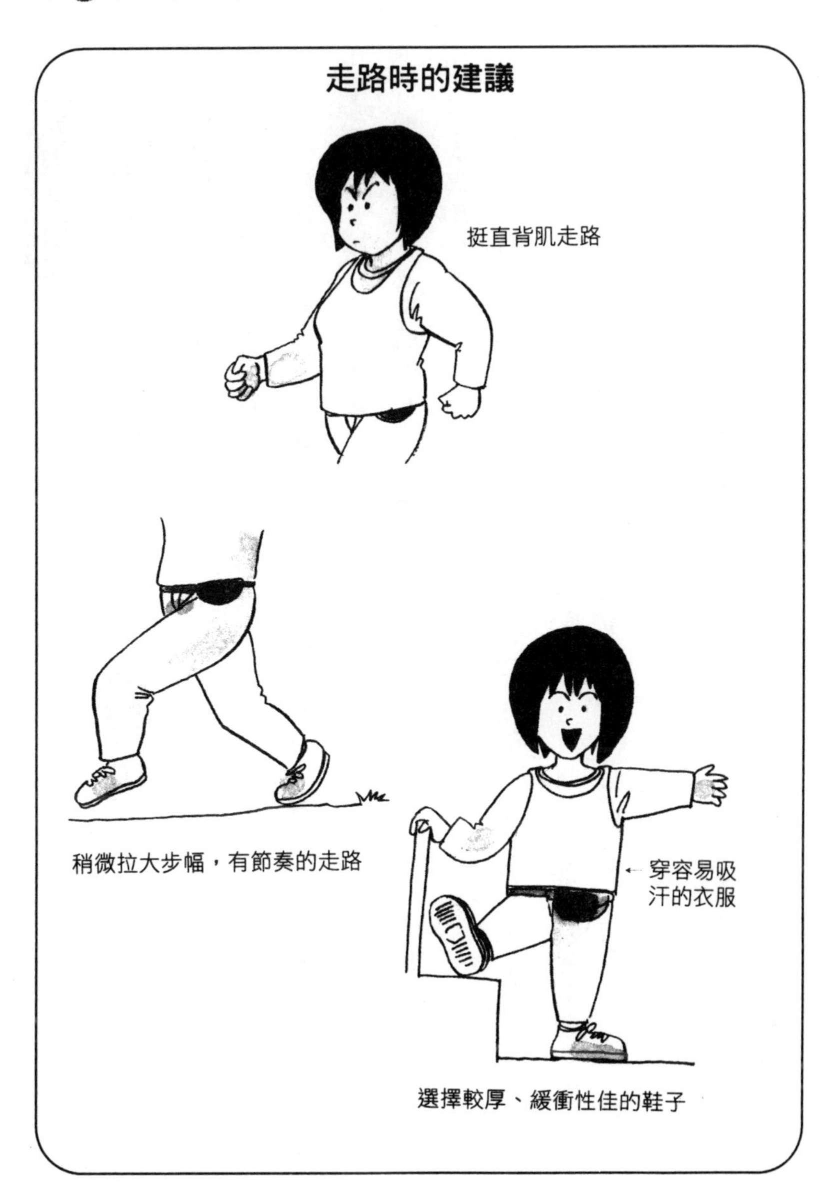
走路時的建議
挺直背肌走路
稍微拉大步幅，有節奏的走路
穿容易吸
汗的衣服
選擇較厚、緩衝性佳的鞋子

COLUMN

需要運動三十分鐘以上的理由

運動需要熱量。在熱量不足的狀態下，不能夠做運動。運動所需的熱量，主要是從脂肪與醣類中釋放出來的。

在開始運動的最初幾分鐘內，因為氧的供應不夠，因此，由不需要氧的糖解（由醣類製造乳酸）產生熱量。

醣類具有在必要時能夠立即供應熱量的特徵。所以，在開始運動時，多半是使用容易取得的醣類。

持續運動時，血中脂肪也可以當成熱量源來利用。血中脂肪不足時，則分布於全身、貯藏在脂肪細胞中的體脂肪就會開始被利用，亦即體脂肪開始燃燒。

體脂肪是熱量的貯藏庫，能夠蓄積大量的熱量，而越是肥胖的人，這個熱量就蓄積得越多。

雖然體脂肪不像醣類一樣，能夠立刻釋放出熱量，但是，能夠長時間持續釋放熱量。所以，如果希望稍微減少一些體脂肪，那麼，就要盡量長時間持續運動，這樣才能使體脂肪有效的燃燒。

而至少需要運動三十分鐘以上，其理由就在於此。

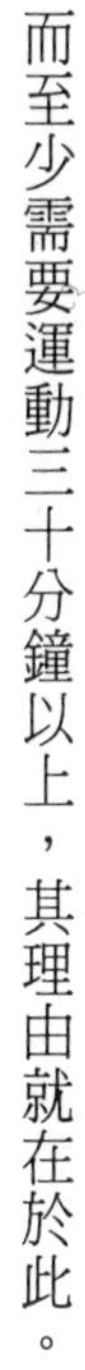

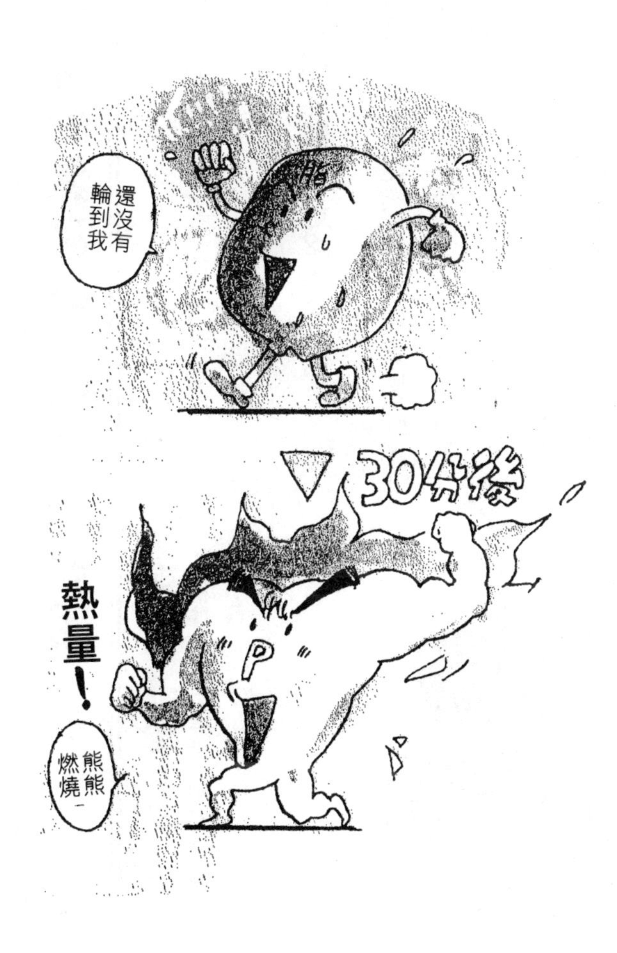

樓梯是免費的健身房，宜多加利用

在公司、車站或百貨公司，很多人會不自覺的利用手扶梯或升降梯。但事實上，乏人問津的樓梯卻是很棒的運動場，應該要積極的把握這個大好機會。

■爬樓梯所消耗的熱量為走路的二倍

到健身房做運動，並不能夠真正的消除肥胖。不需要選擇特別的時間或場所，在日常生活中就有許多運動的機會。

在公司、車站、百貨公司或公共設施內，大多數的人都會輕易的利用手扶梯或升降梯。但如果只是要到二～三樓，最好爬樓梯。除非是罹患心臟病或呼吸器官的疾病，而且醫師囑咐不能夠做運動，否則最好利用爬樓梯來達到運動效果。

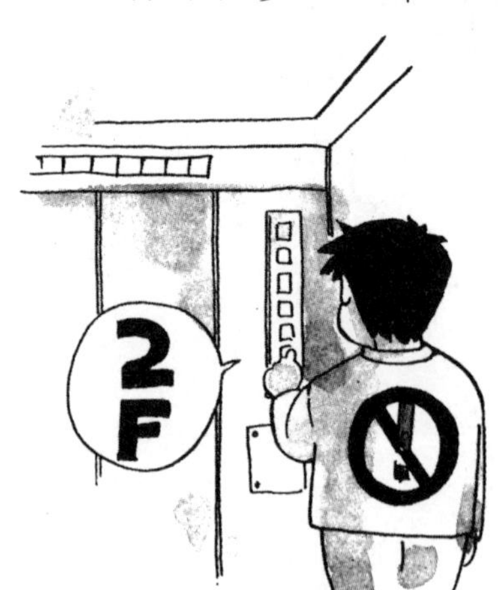

利用踮腳尖走路或快步走的方式來強化運動

光是爬樓梯，一分鐘就能夠消耗六大卡的熱量，為普通走路時所消耗熱量的二倍。與快步走相比，大約可以提高三十%的消耗量。隨處都可以看到樓梯，不妨將其當成健身房來利用。

尤其是很難分配運動時間的公司職員，可以在上下班途中藉此得到運動機會，應該積極的利用。拜訪客戶時，盡量使用樓梯，這樣就能夠有效的消耗掉熱量。

習慣爬樓梯之後，可以一次爬二個階梯，或利用踮腳尖走路及快步走的方式給予負荷。

在家裡，同樣地，也要將其當成是很好的運動來進行。

這時要避免跌倒。中高年齡者因為跌倒而骨折時，較不容易復原。如果再加上很少運動，那就更難以康復了。

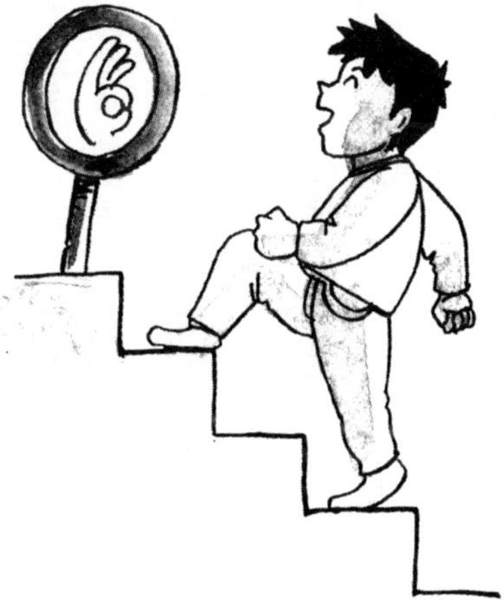

行動方式使一天的熱量消耗量有三百大卡的差距

不運動的人之中，有的人是整天坐辦公桌，有的人則是站著工作，或是終日在外奔波。依工作性質的不同，每天所消耗的熱量會出現三百大卡的差距。再加上走路速度較慢或不使用樓梯的話，則差距就更大了。

上下班途中，快步走較長的距離或積極的使用樓梯，就能夠彌補這種差距。

過度鬆懈會成為肥胖的根源

雖然發誓要減肥，但是「今天好累，明天再開始吧」、「沒有體力，還是放棄算了」，很多人過度縱容自己而中途放棄減肥。

如果不能夠將減肥納入生活中而當成一種習慣，那就無法成功。過度縱容自己，很快就會恢復成肥胖的身材。

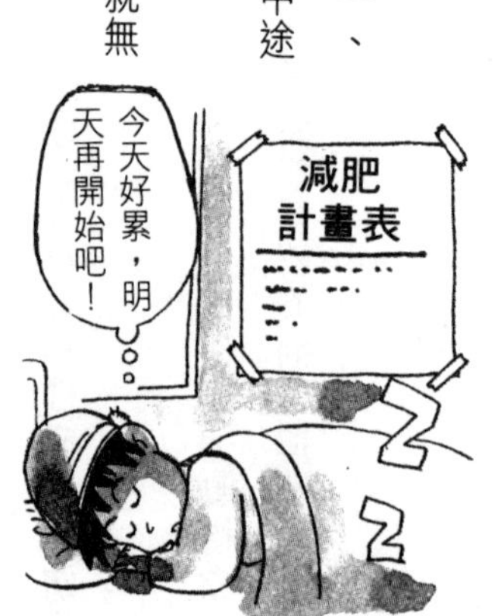

以邊做事邊運動的方式輕鬆的提升肌力

想要創造一個體脂肪不易積存的身體，就要進行肌力訓練。只要把握時間訓練肌力，就能夠擁有代謝良好的身體。

■有效的利用短暫時間「邊做事邊運動」

因為忙碌而沒有時間做運動的人，首先要在生活中稍微活動一下身體。不論是搭電車、打電話或看電視，都可以「邊做事邊運動」，完全不必考慮時間與場所的問題。

●搭乘電車時做運動

搭乘電車時，可以站立做一些收縮腹部的動作，或者單腳腳跟稍微上抬，輕輕踏步，兩腳交互進行。如果是坐著，則雙腳離地，進行肌力訓練。

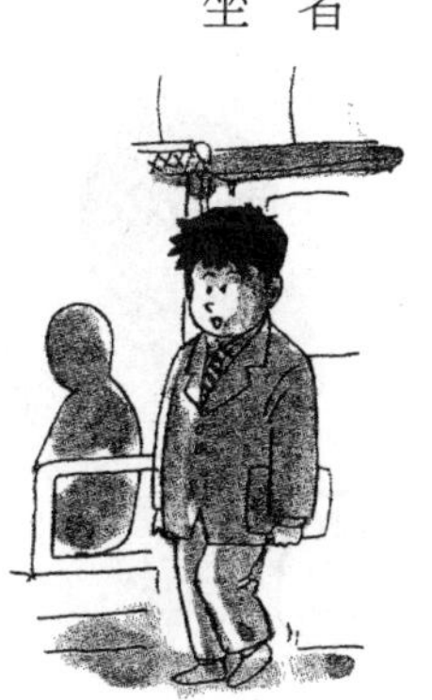

●打電話時做運動

在打電話時，保持腹部用力的狀態。空出的一隻手拿字典或啤酒瓶等較重的東西，進行屈伸手肘的運動。

●看電視時做運動

這是進行各種運動的大好機會。挺直背肌，雙手在胸前互相按壓，對合的手靜靜的上抬，然後，慢慢的放下，藉此就能夠消除肩膀酸痛。

坐在椅子上時，則利用廣告時間雙腳離地，保持不動的姿勢。要巧妙利用時間來做運動。

●躺在床上時做運動

在就寢前，躺在床上鍛鍊腹肌，收縮腹部。仰躺，臉稍微離開枕頭上抬。如果還有餘裕，則雙手交疊於頸後，頭往上抬，或頭靠在枕頭上，做臀部上抬、放下的動作。

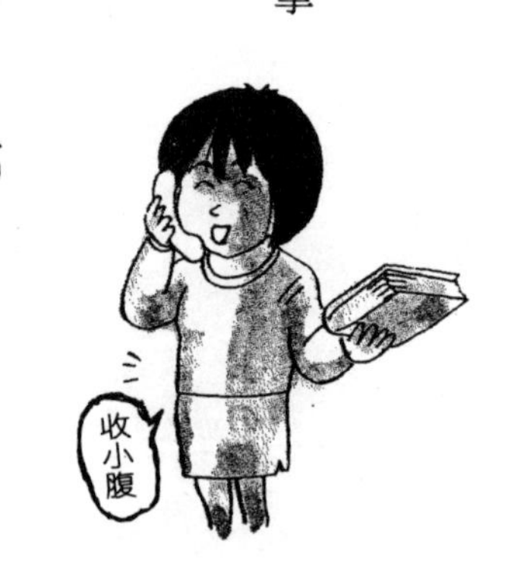

❗做家事是很棒的全身運動

打掃、洗衣、曬被子等家事，都是使用全身力氣的好運動。如果擴大動作來進行，就更能夠提升消耗的熱量。

做家事二十分鐘，所消耗的熱量標準如下：

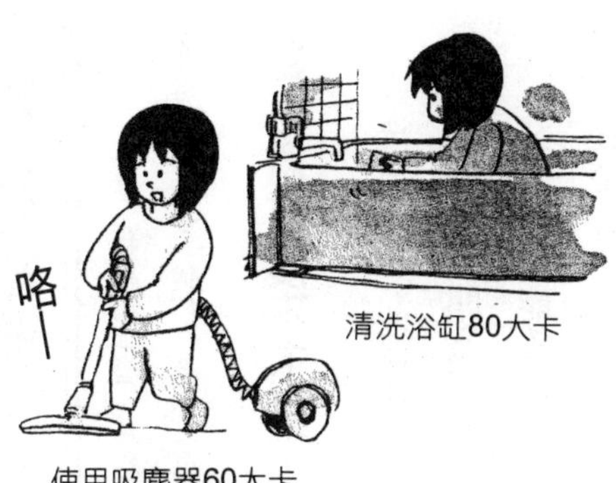

清洗浴缸80大卡

使用吸塵器60大卡

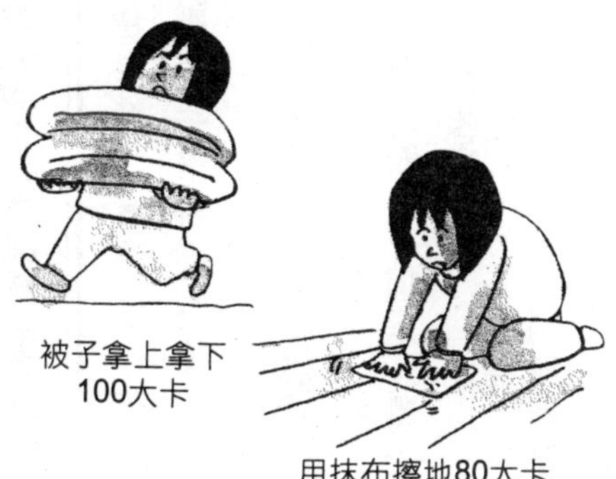

被子拿上拿下
100大卡

用抹布擦地80大卡

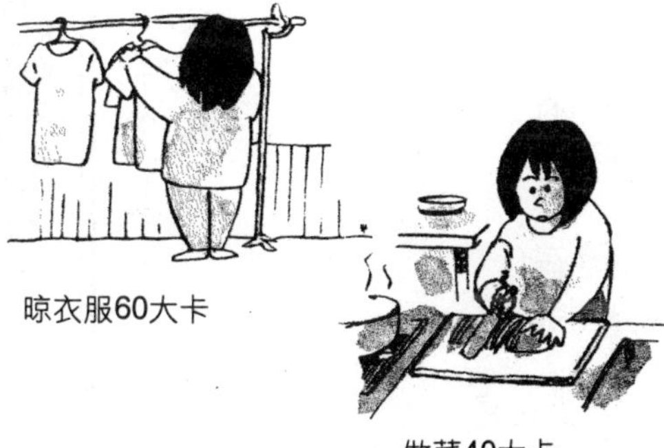

晾衣服60大卡

做菜40大卡

洗三溫暖、抽脂真的能夠輕鬆減肥嗎？

報章雜誌經常介紹各種輕鬆的減肥法，但事實上沒那麼容易。基本上，要成功的減肥，還是得下點工夫進行食物療法與運動療法。

■三溫暖瘦不下來，一喝水體重又恢復原狀

洗三溫暖而流汗，的確能減少體重，但是，體內的水量只是暫時減少而已，一旦喝下啤酒或開水，體重又會恢復原狀。

洗三溫暖能夠促進血液循環，但是，就消耗熱量這方面來看，完全無效。反而是泡在浴缸內的泡澡方式，比只是坐在那裡泡三溫暖更能夠消耗掉十％的熱量，對減肥更有效。

■僅僅利用按摩無法減少脂肪

對脂肪較多的腹部或腿部進行揉捏或按摩，也無法消除肥胖。

身體有脂肪容易附著的部位與不易附著的部位，能否減肥，其關鍵就在於該部

分是否經常活動。

因此，藉著按摩來活動脂肪，並不能夠將脂肪排出體外。按摩只能夠防止脂肪繼續積存而已，並不是根本的療法。

依賴減肥食品的「過度減肥」很危險

依賴市售的減肥食品或錠劑極端的減少食量，會導致肌膚乾燥、貧血、生理不順、營養失調。減肥的基本，應該是在營養均衡的前提下慢慢的瘦下來。即使減少食量，但是，身體還是需要必要的營養素。

依賴減肥食品或錠劑，則即使瘦下來也不會健康。尤其在短期間內驟然減少體重的方法，會危害身體，需要注意。

抽脂但不改變飲食生活，體重又會再度上升

利用切取脂肪組織的外科手術抽脂，雖然能夠暫時減少脂肪，但如果不改變飲食生活，很快又會胖回來。換言之，這不是根本的解決之道。抽脂會損傷身體，要三思而後行。

當然還有其他的各種減肥法，但卻只能算是輔助手段。基本上還是要藉著食物療法和運動療法來減肥。

戒菸真的會發胖嗎？

抽菸時，尼古丁和一氧化碳進入體內，會產生降腎上腺素或腎上腺素等激素。這些激素會使血管壁收縮，血壓上升，同時對脂肪細胞產生作用。抽菸後，食慾減退，胃也不舒服，因此食量會減少。

抽菸對減肥略具效果，但戒菸後又會發胖。

不過，我不贊成利用抽菸來減肥。一旦抽菸，會使得高血壓和動脈硬化持續進行，減少好膽固醇，而且也容易致癌。菸「百害而無一利」，最好戒除。

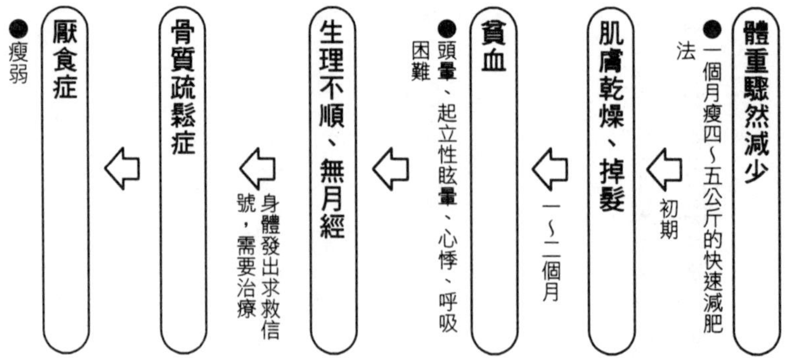

體重驟然減少
●一個月瘦四～五公斤的快速減肥法

⇦ 初期

肌膚乾燥、掉髮

⇦ 一～二個月

貧血
●頭暈、起立性眩暈、心悸、呼吸困難

⇦

生理不順、無月經

⇦ 身體發出求救信號，需要治療

骨質疏鬆症

⇦

厭食症
●瘦弱

COLUMN

利用絕食療法驟然減肥的危險性

絕食未必就能夠減少脂肪

所謂絕食（斷食）療法，就是只補充水分和維他命，完全不攝取成為熱量的食物的方法。甚至到遠離住宅的地方住宿一週，在離開食物的狀態下進行絕食療法。

人體內原本就蓄積大量的脂肪，絕食五～六天還可以忍受飢餓。而肥胖的人，體內擁有多餘的脂肪組織，所以能夠忍耐更長時間的絕食。

但是，單純的認為「不吃，就能夠減少脂肪而消瘦下來」而極端的絕食，會對身體造成不良的影響。雖然絕食的確能使體重驟然下降，不過以醫學的觀點來看，卻存在一些問題。

會出現痛風或動脈硬化

一旦絕食，血液成分會變得異常。脂肪是藉著糖分的火燄燃燒，如果體內不存在某種程度的糖分，則脂肪就不易燃燒。在絕食的狀況下，糖分無法進入體內，這時，血液中就會增加「酮」這種脂肪酸。結果就會變得好像重症糖尿病患者一樣，陷入昏睡狀態。

此外，肥胖者大都是尿酸值較高的人，一旦絕食，尿酸很難從腎臟排出。結果血液中的尿酸增加，容易引起痛風。

其次，因為能夠預防動脈硬化的好膽固醇（HDL）會減少，所以，也會加速動脈硬化的進行。

絕食減肥以一天為限

現在，有些國家設有絕食療法的設施，這些設施並非單純的以減肥為目的，而是為了提高全身的自癒力（自然治癒力），在專屬醫師和營養師嚴密的管理之下進行絕食療法。一般人不要輕易的進行絕食療法，亦即不可採用外行人療法。

基於前述的理由，實施絕食療法以一天為限。一個月減少一～二公斤，慢慢的減肥，才不會產生副作用。

在醫院嚴格進行的高度肥胖治療

因為高度肥胖而罹患疾病時，要到醫院接受治療。在醫院除了營養指導、運動指導之外，也可以利用住院期間進行飲食限制及藥物治療等。

■總熱量與整體食品的熱量受到限制

在醫院，會針對肥胖而出現併發症，或因為意志薄弱而瘦不下來的異常肥胖進行治療。這時仍以食物療法為主。

基本上，飲食內容和健康人一樣，但是，攝取量卻受到限制。一日的熱量限制量具有個人差異，根據個人的BMI，採攝取五百～一千大卡的低熱量限制。

此外，也針對各種食品設定限制量。整體而言，脂質的攝取量為總熱量的三十％以下，蛋白質為十五％，碳水化合物為五十五％以上。

■住院後一天的熱量限制在八百大卡以下

美國食品藥物管理局（FDA）認可的減肥醫藥品也進口到日本，亦即是當成超低熱量減肥來使用的醫藥品（VLCD）。這種藥品必須在醫師的監控下使用，將一天攝取的熱量抑制在八百大卡以下。VLCD調和了維他命、礦物質等。

除此之外，飲料則規定使用無熱量飲料，徹底的限制熱量，患者在一週內可以減少一・五～二公斤。但是，使用對象為住院接受減肥的人。

可以長期計畫減肥的方法，就是透過醫療機構所進行的治療法。亦即是組合食物、行動與運動療法的治療法。

肥胖會引發高血壓、高血脂症、糖尿病等疾病。但是，只要改善肥胖，就可以治好這些疾病，同時對於併發症的治療也有所幫助。

此外，關於使用藥物治療肥胖，最近注意到以下的方法。亦即：①調節食慾、②抑制脂肪的吸收、③為了消耗熱量而促進體內產生熱、④調節體內脂肪、蛋白質的代謝及貯藏、⑤控制掌管調節體重的中樞。

偶爾利用外科療法治療高度肥胖

當VLCD或藥物療法對於高度肥胖無效時，可以考慮外科手術療法。在重症肥胖者較多的歐美，較常使用外科療法，而在重症肥胖者較少的國內，這方面的歷史尚淺，只針對一些特殊的症例會採用這種外科手術療法。

一般所進行的外科療法，稱為「胃縮小手術」。亦即將胃的容積縮小、縫合，使其一次無法接受大量的食物。接受胃縮小手術後，必須採用少量多餐的吃法。手術後的營養管理很難進行，此外，副作用和問題點也很多，並不算是非常完善的療法。在醫學上，這是以需要動手術的極端肥胖者為治療對象。

另外，還有抽脂或將脂肪組織切除一部分的方法。但是，這些主要是針對美容上的需要而進行手術，並不算是治療肥胖的外科療法。

memo

單品減肥很危險

曾經有一陣子流行採用單一食品的減肥法，例如每天只吃蘋果或葡萄柚的方法。但是這種減肥法無法取得必要的營養素。

同時，容易因為飢餓或食物一成不變而導致壓力積存，結果又開始大吃大喝而造成復胖。當然，這類的流行風潮不會長久，因為這種方法有損健康，容易變成不易瘦下來的體質。一定要做理智的判斷，不要盲目的追隨流行。

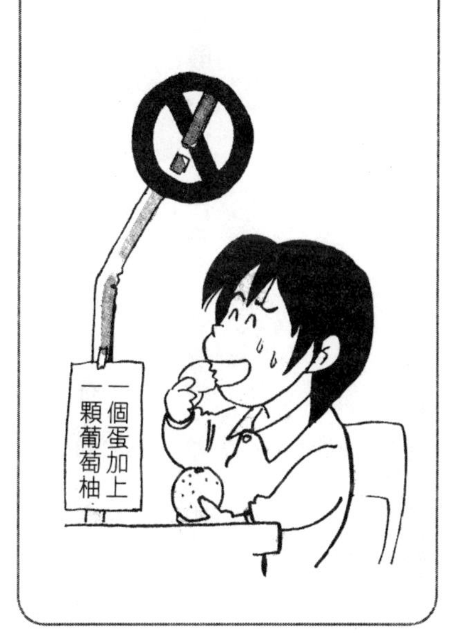

VLCD……是在日本醫療現場加以使用的醫藥品，為超低熱量減肥法。以成分營養化的流質食品為主食，用來治療肥胖。

因為其中添加了食物纖維及少量的必須氨基酸，所以，能夠減輕空腹感，並且防止飲食過量。

主要的抗肥胖藥是抑制食慾藥

目前在治療上使用的抗肥胖藥是抑制食慾藥。而現在已經進行開發的治療藥，則有以下數種。

抑制消化吸收藥＝抑制攝取食物的吸收，減少所攝取的熱量。

抑制脂肪蓄積藥＝抑制脂肪的蓄積，控制胰島素的分泌。

促進代謝劑＝只對脂肪細胞發揮作用，促進脂肪的分解。

手術治療

對於重度而幾乎沒有治療效果的肥胖，在國外會進行以下的手術。

①抑制下顎關節的活動，讓口無法大大的張開
②縮小胃部
③切除一部分的小腸
一旦接受手術後，就很難再恢復原狀，所以，必須要事先考慮清楚。

開發中的抗減肥藥
●抑制食慾藥
●抑制消化吸收藥
●抑制脂肪蓄積藥
●促進代謝劑

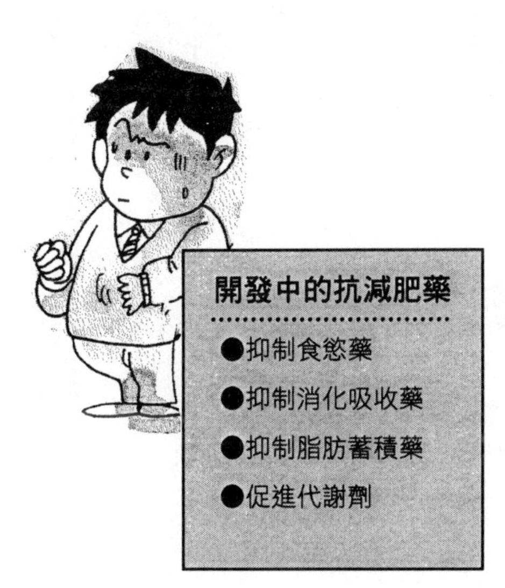

COLUMN

依賴藥物是成為治療對象時最後的手段

遺傳或攝食神經異常，都會使減肥沒有效果，而必須依賴藥物來治療肥胖。

我們的情緒是藉著腦中的神經傳遞質來控制的。同樣，食慾也是受到神經傳遞質的支配。

因此，肥胖的藥物治療，是利用調節攝食行動的方式來進行，所以，要使用抑制食慾藥。

抑制食慾藥的效用，就是抑制攝食作用，同時促進飽足作用。

亦即對於腦的丘腦下部的食慾調

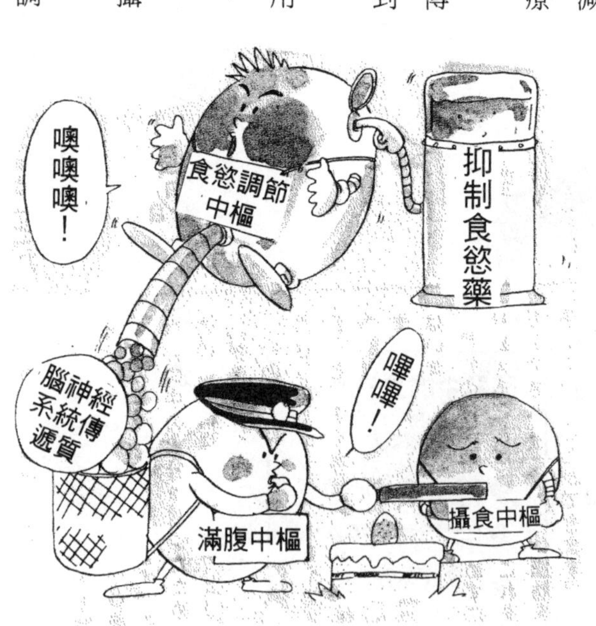

節產生作用，所以，會提高交感神經的緊張，抑制副交感神經的作用。因此，消化吸收機能減退，同時會促進脂肪的分解及脂肪細胞產生熱等。

當然，不能光是依賴藥物，同時也要併用食物療法及運動療法等。目前日本只使用一種抗肥胖藥，而且僅限於BMI為三十五以上的人使用。

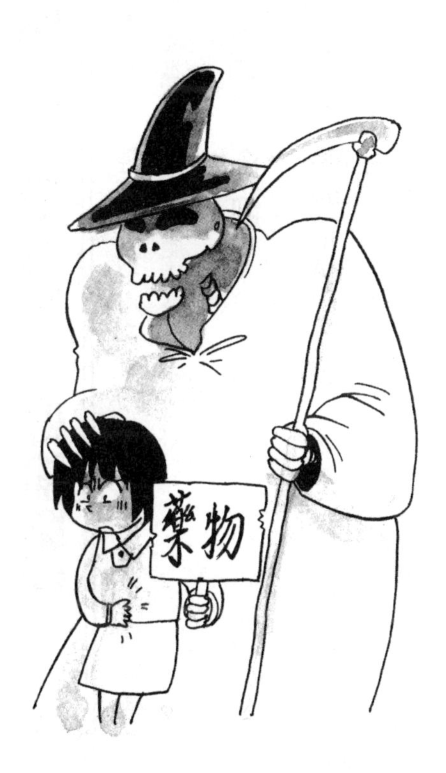

巧妙的度過減肥的X DAY「停滯期」

減肥期間，體重時而減輕時而停止不動。而這個停止不動的時期就稱為「停滯期」。巧妙度過這個時期，才是減肥成功的秘訣。

■將體重製成圖表實施階梯狀的減肥

減肥期間，像走下坡路一樣，體重慢慢的減少，這種例子並不多見。就算每天按照計畫來減肥，但仍會出現體重停止下降而保持不變的時期。

這個「減肥障礙」的停滯期，每位減肥者都會面臨。將減輕的體重製作成曲線圖，一旦體重不再下降而保持不變時，就會出現階梯狀的曲線。這時，也許你會認為「我這麼努力，為何瘦不下來了呢？」「難道自己的減肥方法出了問題？」「就算再怎麼努力，也是白忙一場，還是放棄好了！」很多人都會遇到這樣的挫折。

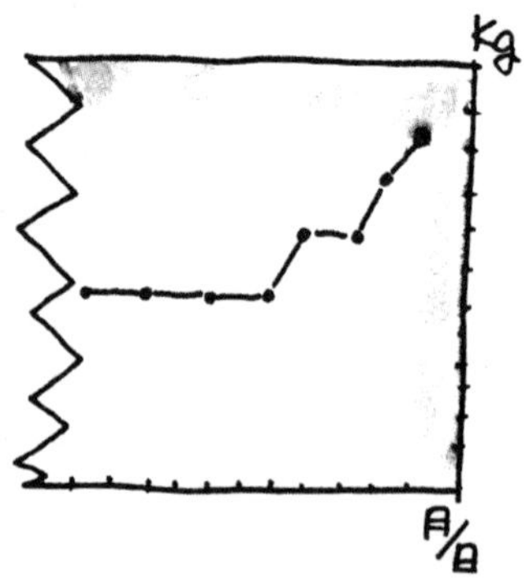

停滯期表示想要保護身體的防禦裝置發揮作用

這個停滯期是體內的防禦裝置發出「不能再讓體脂肪減少」的信號，是一種自然現象。身體發出危險信號，暫時減少基礎代謝量以遏止體重減少。如果沒有出現停滯期而體重大幅減少的話，會因為勉強減肥而損傷身體。這時，就必須了解這是錯誤的減肥方法並立即喊停。

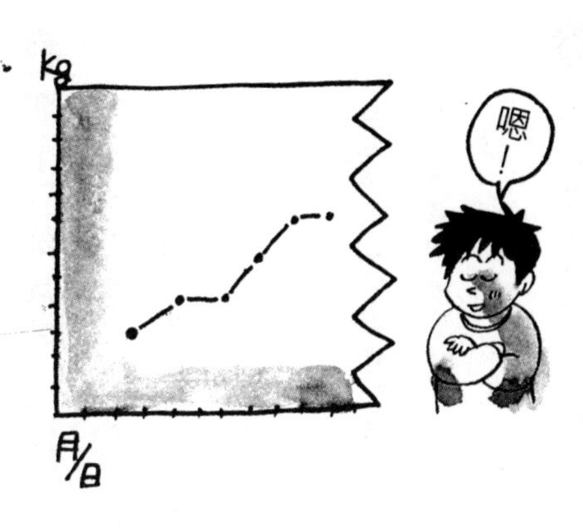

要心平氣和的迎接停滯期並繼續完成減肥的心願，這才是減肥成功的秘訣。不要被體重或體脂肪等數字所影響，而要耐心的持續減肥。只要度過這個停滯期，體重就會再度繼續下降。

在減肥時，可能會反覆出現幾次停滯期。出現停滯期時，不要懷疑自己的減肥方法有誤，而要再度檢討是否需要改善生活習慣，朝目標的體重繼續減肥。

體重立刻減輕，只是失去水分而已

一般而言，開始減肥的二～三週內，體重會明顯下降。這是因為體內的水分減少所致。在這個時期，體脂肪量並沒有變化。

到了最初的停滯期，體內水量恢復，體重增加，體脂肪也並未減少。很多人就在這個時期放棄減肥。

在面對最初的停滯期時，不要心浮氣躁，要巧妙的度過這段期間。只要度過這個時期，則體脂肪就會慢慢的減少。

周圍的協助是減肥成功的要因

人都有追求飲食的本能，因此，容易受到挫折。想要減肥的人，不妨同心協力，一起努力向減肥挑戰。

沒有減肥同伴，就容易減肥失敗，其例很多。這時，不妨向周遭的人發出「自己正在減肥」的宣告，這也是一個好方法。

創造一個不會復胖的身體，成為減肥的「勝利者」

在減肥途中遇挫，又恢復原先的體重，然後再度向減肥挑戰，反覆這麼做，就會形成一個不容易瘦下來的身體。避免復胖才是減肥成功的鐵則。

■快速減肥會形成不易瘦下來的身體

達成目標體重成功的減肥後，因為鬆懈又再度的暴飲暴食，結果又變胖了。這種例子屢見不鮮。尤其是「二個月內減少七公斤體重」的急速減肥，更要注意了。

有的人認為「等變胖以後再減肥就好了」，不過，這正是減肥的陷阱。

體重急速下降，則在去除體脂肪的同時，肌肉也會減少。然而一旦復胖以後，不僅原本的體脂肪再度增加，連減少的肌肉也會變成體脂肪，基礎代謝量減少，成為容易發胖的身體。在這種狀態下，即使再度減肥，也容易失敗，而且肌肉又會繼續減少，體重更是不容易下降。

反覆進行減肥卻都遭遇失敗，這就好像在玩溜溜球玩具一般，所以，也稱為「溜溜球現象」。

■擬定長期計畫，以一個月減一～二公斤為目標

為避免復胖，高明的方法就是不要勉強的減肥。不要考慮在短期間內瘦下來，而要以一個月瘦一～二公斤為目標，擬定長期計畫，慢慢的減肥。最好一開始以減少目前體重的十％為目標。以體重八十公斤為例，即以七十二公斤為目標，達成目標之後，再重新設定目標值。

只要持續攝取低熱量、營養均衡的飲食，一定能夠瘦下來。巧妙的紓解壓力，更能夠使減肥計畫長期持續下去。在體重不易復原的情況下，才能夠創造一個不容易發胖的身體。

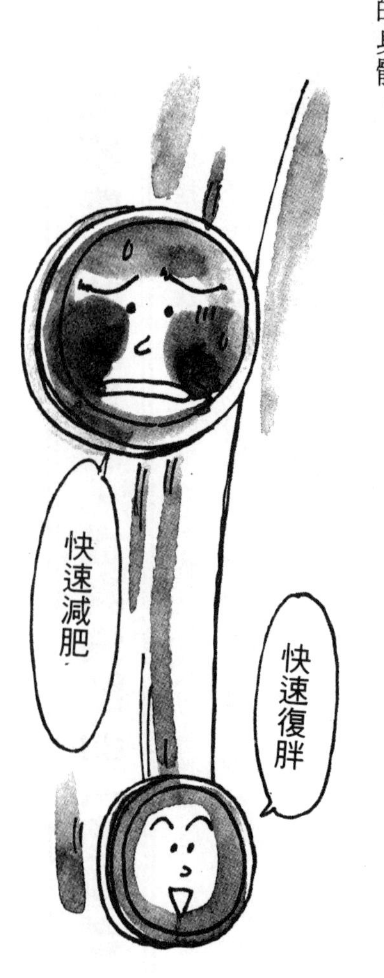

因為減肥失敗而出現暴食症或厭食症

過度忍耐的減肥，容易因為反彈而出現「暴食症」。所謂暴食症就是，不論再怎麼吃都得不到滿足，無法停止吃東西的疾病。同時，因為吃得過多而產生自我厭惡感，最後形成嘔吐、再吃東西、又嘔吐的惡性循環。

另一方面，因為過度肥胖而極端的減少食量，較容易陷入厭食症的狀態中。無法接受食物，引起無月經、失眠症，嚴重時，甚至會危及生命。

最近反覆出現暴食症、厭食症的年輕女性大為增加。

運動選手不容易發胖

很多的運動選手其ＢＭＩ指數超過標準值以上，但是，體脂肪率並不高。

這是因為肌肉壯碩，脂肪較少，而且每天進行鍛鍊，基礎代謝量提高，所以即使吃得再多，體內的脂肪也容易燃燒，亦即擁有一個不易發胖的身體。

光靠限制食量的減肥，並不能創造這樣的身體。想要提高基礎代謝量，基本上還是要藉著食物療法及運動療法來創造一個不容易發胖的身體。

●作者介紹

中村　治雄

日本三越厚生事業團常務理事。曾任慶應義塾大學醫學部內科講師、東京慈惠會醫科大學青戶醫院內科副教授、防衛醫科大學教授。從一九九八年開始擔任現職。為膽固醇等脂質代謝異常所造成的心臟病研究的第一人者。曾經獲頒日本營養糧食學會獎勵賞、三越醫學賞等。

奈良　昌治

足利紅十字醫院院長。曾任慶應義塾大學醫學部內科助手、伊豆韮山温泉醫院、足利紅十字醫院內科部長。從一九九一年開始擔任現職。兼任日本全身檢查學會理事長、日本醫院公會副會長。擔任厚生勞動省健康評價檢討委員會委員長，整理完成本書的基礎『健康評價手冊』。

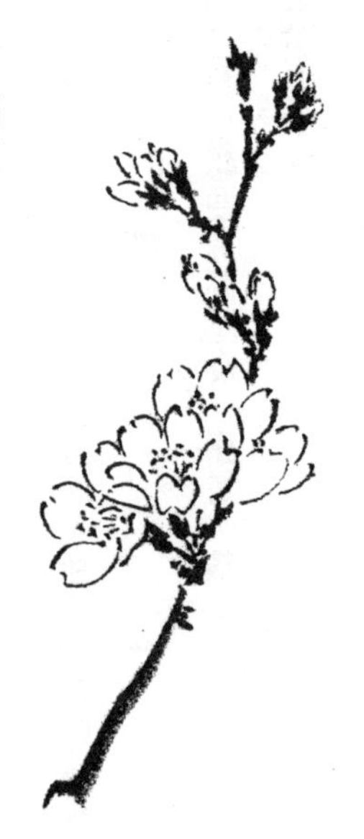

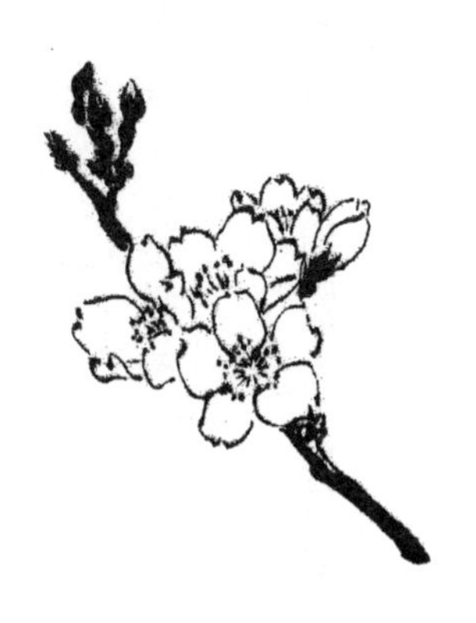

4.	已知的他界科學	陳蒼杰譯	220 元
5.	開拓未來的他界科學	陳蒼杰譯	220 元
6.	世紀末變態心理犯罪檔案	沈永嘉譯	240 元
7.	366 天開運年鑑	林廷宇編著	230 元
8.	色彩學與你	野村順一著	230 元
9.	科學手相	淺野八郎著	230 元
10.	你也能成為戀愛高手	柯富陽編著	220 元
11.	血型與十二星座	許淑瑛編著	230 元
12.	動物測驗—人性現形	淺野八郎著	200 元
13.	愛情、幸福完全自測	淺野八郎著	200 元
14.	輕鬆攻佔女性	趙奕世編著	230 元
15.	解讀命運密碼	郭宗德著	200 元
16.	由客家了解亞洲	高木桂藏著	220 元

・女醫師系列・品冠編號 62

1.	子宮內膜症	國府田清子著	200 元
2.	子宮肌瘤	黑島淳子著	200 元
3.	上班女性的壓力症候群	池下育子著	200 元
4.	漏尿、尿失禁	中田真木著	200 元
5.	高齡生產	大鷹美子著	200 元
6.	子宮癌	上坊敏子著	200 元
7.	避孕	早乙女智子著	200 元
8.	不孕症	中村春根著	200 元
9.	生理痛與生理不順	堀口雅子著	200 元
10.	更年期	野末悅子著	200 元

・傳統民俗療法・品冠編號 63

1.	神奇刀療法	潘文雄著	200 元
2.	神奇拍打療法	安在峰著	200 元
3.	神奇拔罐療法	安在峰著	200 元
4.	神奇艾灸療法	安在峰著	200 元
5.	神奇貼敷療法	安在峰著	200 元
6.	神奇薰洗療法	安在峰著	200 元
7.	神奇耳穴療法	安在峰著	200 元
8.	神奇指針療法	安在峰著	200 元
9.	神奇藥酒療法	安在峰著	200 元
10.	神奇藥茶療法	安在峰著	200 元
11.	神奇推拿療法	張貴荷著	200 元
12.	神奇止痛療法	漆 浩 著	200 元

・常見病藥膳調養叢書・品冠編號 631

1.	脂肪肝四季飲食	蕭守貴著	200元
2.	高血壓四季飲食	秦玖剛著	200元
3.	慢性腎炎四季飲食	魏從強著	200元
4.	高脂血症四季飲食	薛輝著	200元
5.	慢性胃炎四季飲食	馬秉祥著	200元
6.	糖尿病四季飲食	王耀獻著	200元
7.	癌症四季飲食	李忠著	200元

・彩色圖解保健・品冠編號64

1.	瘦身	主婦之友社	300元
2.	腰痛	主婦之友社	300元
3.	肩膀痠痛	主婦之友社	300元
4.	腰、膝、腳的疼痛	主婦之友社	300元
5.	壓力、精神疲勞	主婦之友社	300元
6.	眼睛疲勞、視力減退	主婦之友社	300元

・心想事成・品冠編號65

1.	魔法愛情點心	結城莫拉著	120元
2.	可愛手工飾品	結城莫拉著	120元
3.	可愛打扮 & 髮型	結城莫拉著	120元
4.	撲克牌算命	結城莫拉著	120元

・熱門新知・品冠編號67

1.	圖解基因與DNA	（精）	中原英臣 主編	230元
2.	圖解人體的神奇	（精）	米山公啟 主編	230元
3.	圖解腦與心的構造	（精）	永田和哉 主編	230元
4.	圖解科學的神奇	（精）	鳥海光弘 主編	230元
5.	圖解數學的神奇	（精）	柳谷晃 著	250元
6.	圖解基因操作	（精）	海老原充 主編	230元
7.	圖解後基因組	（精）	才園哲人 著	230元

・法律專欄連載・大展編號58

台大法學院 法律學系／策劃
法律服務社／編著

1.	別讓您的權利睡著了(1)	200元
2.	別讓您的權利睡著了(2)	200元

・武術特輯・大展編號10

1.	陳式太極拳入門	馮志強編著	180元

2. 武式太極拳　郝少如編著　200 元
3. 練功十八法入門　蕭京凌編著　120 元
4. 教門長拳　蕭京凌編著　150 元
5. 跆拳道　蕭京凌編譯　180 元
6. 正傳合氣道　程曉鈴譯　200 元
~~7. 圖解雙節棍　陳銘遠著　150 元~~
8. 格鬥空手道　鄭旭旭編著　200 元
9. 實用跆拳道　陳國榮編著　200 元
10. 武術初學指南　李文英、解守德編著　250 元
11. 泰國拳　陳國榮著　180 元
12. 中國式摔跤　黃　斌編著　180 元
13. 太極劍入門　李德印編著　180 元
14. 太極拳運動　運動司編　250 元
15. 太極拳譜　清・王宗岳等著　280 元
16. 散手初學　冷　峰編著　200 元
17. 南拳　朱瑞琪編著　180 元
18. 吳式太極劍　王培生著　200 元
19. 太極拳健身與技擊　王培生著　250 元
20. 秘傳武當八卦掌　狄兆龍著　250 元
21. 太極拳論譚　沈　壽著　250 元
22. 陳式太極拳技擊法　馬　虹著　250 元
23. 二十四式/三十二式太極拳/劍　闞桂香著　180 元
24. 楊式秘傳 129 式太極長拳　張楚全著　280 元
25. 楊式太極拳架詳解　林炳堯著　280 元
26. 華佗五禽劍　劉時榮著　180 元
27. 太極拳基礎講座：基本功與簡化 24 式　李德印著　250 元
28. 武式太極拳精華　薛乃印著　200 元
29. 陳式太極拳拳理闡微　馬　虹著　350 元
30. 陳式太極拳體用全書　馬　虹著　400 元
31. 張三豐太極拳　陳占奎著　200 元
32. 中國太極推手　張　山主編　300 元
33. 48 式太極拳入門　門惠豐編著　220 元
34. 太極拳奇人奇功　嚴翰秀編著　250 元
35. 心意門秘籍　李新民編著　220 元
36. 三才門乾坤戊己功　王培生編著　220 元
37. 武式太極劍精華 +VCD　薛乃印編著　350 元
38. 楊式太極拳　傅鐘文演述　200 元
39. 陳式太極拳、劍 36 式　闞桂香編著　250 元
40. 正宗武式太極拳　薛乃印著　220 元
41. 杜元化＜太極拳正宗＞考析　王海洲等著　300 元
42. ＜珍貴版＞陳式太極拳　沈家楨著　280 元
43. 24 式太極拳＋VCD　中國國家體育總局著　350 元
44. 太極推手絕技　安在峰編著　250 元
45. 孫祿堂武學錄　孫祿堂著　300 元

46.	<珍貴本>陳式太極拳精選	馮志強著	280元
47.	武當趙保太極拳小架	鄭悟清傳授	250元
48.	太極拳習練知識問答	邱丕相主編	220元
49.	八法拳 八法槍	武世俊著	220元
50.	地趟拳＋VCD	張憲政著	350元
51.	四十八式太極拳＋VCD	楊 靜演示	400元
52.	三十二式太極劍＋VCD	楊 靜演示	350元
53.	隨曲就伸 中國太極拳名家對話錄	余功保著	300元
54.	陳式太極拳五動八法十三勢	鬫桂香著	200元

・彩色圖解太極武術・大展編號 102

1.	太極功夫扇	李德印編著	220元
2.	武當太極劍	李德印編著	220元
3.	楊式太極劍	李德印編著	220元
4.	楊式太極刀	王志遠著	220元
5.	二十四式太極拳(楊式)＋VCD	李德印編著	350元
6.	三十二式太極劍(楊式)＋VCD	李德印編著	350元
7.	四十二式太極劍＋VCD	李德印編著	
8.	四十二式太極拳＋VCD	李德印編著	

・國際武術競賽套路・大展編號 103

1.	長拳	李巧玲執筆	220元
2.	劍術	程慧琨執筆	220元
3.	刀術	劉同為執筆	220元
4.	槍術	張躍寧執筆	220元
5.	棍術	殷玉柱執筆	220元

・簡化太極拳・大展編號 104

1.	陳式太極拳十三式	陳正雷編著	200元
2.	楊式太極拳十三式	楊振鐸編著	200元
3.	吳式太極拳十三式	李秉慈編著	200元
4.	武式太極拳十三式	喬松茂編著	200元
5.	孫式太極拳十三式	孫劍雲編著	200元
6.	趙堡式太極拳十三式	王海洲編著	200元

・中國當代太極拳名家名著・大展編號 106

1.	太極拳規範教程	李德印著	550元
2.	吳式太極拳詮真	王培生著	500元
3.	武式太極拳詮真	喬松茂著	

・名師出高徒・大展編號 111

1.	武術基本功與基本動作	劉玉萍編著	200 元
2.	長拳入門與精進	吳彬等著	220 元
3.	劍術刀術入門與精進	楊柏龍等著	220 元
4.	棍術、槍術入門與精進	邱丕相編著	220 元
5.	南拳入門與精進	朱瑞琪編著	220 元
6.	散手入門與精進	張山等著	220 元
7.	太極拳入門與精進	李德印編著	280 元
8.	太極推手入門與精進	田金龍編著	220 元

・實用武術技擊・大展編號 112

1.	實用自衛拳法	溫佐惠著	250 元
2.	搏擊術精選	陳清山等著	220 元
3.	秘傳防身絕技	程崑彬著	230 元
4.	振藩截拳道入門	陳琦平著	220 元
5.	實用擒拿法	韓建中著	220 元
6.	擒拿反擒拿 88 法	韓建中著	250 元
7.	武當秘門技擊術入門篇	高翔著	250 元
8.	武當秘門技擊術絕技篇	高翔著	250 元

・中國武術規定套路・大展編號 113

1.	螳螂拳	中國武術系列	300 元
2.	劈掛拳	規定套路編寫組	300 元
3.	八極拳	國家體育總局	250 元

・中華傳統武術・大展編號 114

1.	中華古今兵械圖考	裴錫榮主編	280 元
2.	武當劍	陳湘陵編著	200 元
3.	梁派八卦掌（老八掌）	李子鳴遺著	220 元
4.	少林 72 藝與武當 36 功	裴錫榮主編	230 元
5.	三十六把擒拿	佐藤金兵衛主編	200 元
6.	武當太極拳與盤手 20 法	裴錫榮主編	220 元

・少 林 功 夫・大展編號 115

1.	少林打擂秘訣	德虔、素法編著	300 元
2.	少林三大名拳 炮拳、大洪拳、六合拳	門惠豐等著	200 元
3.	少林三絕 氣功、點穴、擒拿	德虔編著	300 元
4.	少林怪兵器秘傳	素法等著	250 元
5.	少林護身暗器秘傳	素法等著	220 元

6. 少林金剛硬氣功　楊維編著　250 元
7. 少林棍法大全　德虔、素法編著　250 元
8. 少林看家拳　德虔、素法編著　250 元
9. 少林正宗七十二藝　德虔、素法編著　280 元
10. 少林瘋魔棍闡宗　馬德著　250 元

・原地太極拳系列・大展編號 11

1. 原地綜合太極拳 24 式　胡啟賢創編　220 元
2. 原地活步太極拳 42 式　胡啟賢創編　200 元
3. 原地簡化太極拳 24 式　胡啟賢創編　200 元
4. 原地太極拳 12 式　胡啟賢創編　200 元
5. 原地青少年太極拳 22 式　胡啟賢創編　220 元

・道學文化・大展編號 12

1. 道在養生：道教長壽術　郝勤等著　250 元
2. 龍虎丹道：道教內丹術　郝勤著　300 元
3. 天上人間：道教神仙譜系　黃德海著　250 元
4. 步罡踏斗：道教祭禮儀典　張澤洪著　250 元
5. 道醫窺秘：道教醫學康復術　王慶餘等著　250 元
6. 勸善成仙：道教生命倫理　李剛著　250 元
7. 洞天福地：道教宮觀勝境　沙銘壽著　250 元
8. 青詞碧簫：道教文學藝術　楊光文等著　250 元
9. 沈博絕麗：道教格言精粹　朱耕發等著　250 元

・易學智慧・大展編號 122

1. 易學與管理　余敦康主編　250 元
2. 易學與養生　劉長林等著　300 元
3. 易學與美學　劉綱紀等著　300 元
4. 易學與科技　董光壁著　280 元
5. 易學與建築　韓增祿著　280 元
6. 易學源流　鄭萬耕著　280 元
7. 易學的思維　傅雲龍等著　250 元
8. 周易與易圖　李申著　250 元
9. 中國佛教與周易　王仲堯著　350 元
10. 易學與儒學　任俊華著　350 元
11. 易學與道教符號揭秘　詹石窗著　350 元

・神算大師・大展編號 123

1. 劉伯溫神算兵法　應涵編著　280 元
2. 姜太公神算兵法　應涵編著　280 元

3.	鬼谷子神算兵法	應涵編著	280元
4.	諸葛亮神算兵法	應涵編著	280元

・秘傳占卜系列・大展編號 14

1.	手相術	淺野八郎著	180元
2.	人相術	淺野八郎著	180元
3.	西洋占星術	淺野八郎著	180元
4.	中國神奇占卜	淺野八郎著	150元
5.	夢判斷	淺野八郎著	150元
6.	前世、來世占卜	淺野八郎著	150元
7.	法國式血型學	淺野八郎著	150元
8.	靈感、符咒學	淺野八郎著	150元
9.	紙牌占卜術	淺野八郎著	150元
10.	ESP超能力占卜	淺野八郎著	150元
11.	猶太數的秘術	淺野八郎著	150元
12.	新心理測驗	淺野八郎著	160元
13.	塔羅牌預言秘法	淺野八郎著	200元

・趣味心理講座・大展編號 15

1.	性格測驗（1） 探索男與女	淺野八郎著	140元
2.	性格測驗（2） 透視人心奧秘	淺野八郎著	140元
3.	性格測驗（3） 發現陌生的自己	淺野八郎著	140元
4.	性格測驗（4） 發現你的真面目	淺野八郎著	140元
5.	性格測驗（5） 讓你們吃驚	淺野八郎著	140元
6.	性格測驗（6） 洞穿心理盲點	淺野八郎著	140元
7.	性格測驗（7） 探索對方心理	淺野八郎著	140元
8.	性格測驗（8） 由吃認識自己	淺野八郎著	160元
9.	性格測驗（9） 戀愛知多少	淺野八郎著	160元
10.	性格測驗（10）由裝扮瞭解人心	淺野八郎著	160元
11.	性格測驗（11）敲開內心玄機	淺野八郎著	140元
12.	性格測驗（12）透視你的未來	淺野八郎著	160元
13.	血型與你的一生	淺野八郎著	160元
14.	趣味推理遊戲	淺野八郎著	160元
15.	行為語言解析	淺野八郎著	160元

・婦 幼 天 地・大展編號 16

1.	八萬人減肥成果	黃靜香譯	180元
2.	三分鐘減肥體操	楊鴻儒譯	150元
3.	窈窕淑女美髮秘訣	柯素娥譯	130元
4.	使妳更迷人	成　玉譯	130元
5.	女性的更年期	官舒妍編譯	160元

6.	胎內育兒法	李玉瓊編譯	150元
7.	早產兒袋鼠式護理	唐岱蘭譯	200元
9.	初次育兒12個月	婦幼天地編譯組	180元
10.	斷乳食與幼兒食	婦幼天地編譯組	180元
11.	培養幼兒能力與性向	婦幼天地編譯組	180元
12.	培養幼兒創造力的玩具與遊戲	婦幼天地編譯組	180元
13.	幼兒的症狀與疾病	婦幼天地編譯組	180元
14.	腿部苗條健美法	婦幼天地編譯組	180元
15.	女性腰痛別忽視	婦幼天地編譯組	150元
16.	舒展身心體操術	李玉瓊編譯	130元
17.	三分鐘臉部體操	趙薇妮著	160元
18.	生動的笑容表情術	趙薇妮著	160元
19.	心曠神怡減肥法	川津祐介著	130元
20.	內衣使妳更美麗	陳玄茹譯	130元
21.	瑜伽美姿美容	黃靜香編著	180元
22.	高雅女性裝扮學	陳珮玲譯	180元
23.	蠶糞肌膚美顏法	梨秀子著	160元
24.	認識妳的身體	李玉瓊譯	160元
25.	產後恢復苗條體態	居理安・芙萊喬著	200元
26.	正確護髮美容法	山崎伊久江著	180元
27.	安琪拉美姿養生學	安琪拉蘭斯博瑞著	180元
28.	女體性醫學剖析	增田豐著	220元
29.	懷孕與生產剖析	岡部綾子著	180元
30.	斷奶後的健康育兒	東城百合子著	220元
31.	引出孩子幹勁的責罵藝術	多湖輝著	170元
32.	培養孩子獨立的藝術	多湖輝著	170元
33.	子宮肌瘤與卵巢囊腫	陳秀琳編著	180元
34.	下半身減肥法	納他夏・史達賓著	180元
35.	女性自然美容法	吳雅菁編著	180元
36.	再也不發胖	池園悅太郎著	170元
37.	生男生女控制術	中垣勝裕著	220元
38.	使妳的肌膚更亮麗	楊 皓編著	170元
39.	臉部輪廓變美	芝崎義夫著	180元
40.	斑點、皺紋自己治療	高須克彌著	180元
41.	面皰自己治療	伊藤雄康著	180元
42.	隨心所欲瘦身冥想法	原久子著	180元
43.	胎兒革命	鈴木丈織著	180元
44.	NS磁氣平衡法塑造窈窕奇蹟	古屋和江著	180元
45.	享瘦從腳開始	山田陽子著	180元
46.	小改變瘦4公斤	宮本裕子著	180元
47.	軟管減肥瘦身	高橋輝男著	180元
48.	海藻精神秘美容法	劉名揚編著	180元
49.	肌膚保養與脫毛	鈴木真理著	180元
50.	10天減肥3公斤	彤雲編輯組	180元

51. 穿出自己的品味　西村玲子著　280元
52. 小孩髮型設計　李芳黛譯　250元

・青春天地・大展編號17

1. A血型與星座　柯素娥編譯　160元
2. B血型與星座　柯素娥編譯　160元
3. 0血型與星座　柯素娥編譯　160元
4. AB血型與星座　柯素娥編譯　120元
5. 青春期性教室　呂貴嵐編譯　130元
9. 小論文寫作秘訣　林顯茂編譯　120元
11. 中學生野外遊戲　熊谷康編著　120元
12. 恐怖極短篇　柯素娥編譯　130元
13. 恐怖夜話　小毛驢編譯　130元
14. 恐怖幽默短篇　小毛驢編譯　120元
15. 黑色幽默短篇　小毛驢編譯　120元
16. 靈異怪談　小毛驢編譯　130元
17. 錯覺遊戲　小毛驢編著　130元
18. 整人遊戲　小毛驢編著　150元
19. 有趣的超常識　柯素娥編譯　130元
20. 哦！原來如此　林慶旺編譯　130元
21. 趣味競賽100種　劉名揚編譯　120元
22. 數學謎題入門　宋釗宜編譯　150元
23. 數學謎題解析　宋釗宜編譯　150元
24. 透視男女心理　林慶旺編譯　120元
25. 少女情懷的自白　李桂蘭編譯　120元
26. 由兄弟姊妹看命運　李玉瓊編譯　130元
27. 趣味的科學魔術　林慶旺編譯　150元
28. 趣味的心理實驗室　李燕玲編譯　150元
29. 愛與性心理測驗　小毛驢編譯　130元
30. 刑案推理解謎　小毛驢編譯　180元
31. 偵探常識推理　小毛驢編譯　180元
32. 偵探常識解謎　小毛驢編譯　130元
33. 偵探推理遊戲　小毛驢編譯　180元
34. 趣味的超魔術　廖玉山編著　150元
35. 趣味的珍奇發明　柯素娥編著　150元
36. 登山用具與技巧　陳瑞菊編著　150元
37. 性的漫談　蘇燕謀編著　180元
38. 無的漫談　蘇燕謀編著　180元
39. 黑色漫談　蘇燕謀編著　180元
40. 白色漫談　蘇燕謀編著　180元

・健康天地・大展編號18

1.	壓力的預防與治療	柯素娥編譯	130元
2.	超科學氣的魔力	柯素娥編譯	130元
3.	尿療法治病的神奇	中尾良一著	130元
4.	鐵證如山的尿療法奇蹟	廖玉山譯	120元
5.	一日斷食健康法	葉慈容編譯	150元
6.	胃部強健法	陳炳崑譯	120元
7.	癌症早期檢查法	廖松濤譯	160元
8.	老人痴呆症防止法	柯素娥編譯	170元
9.	松葉汁健康飲料	陳麗芬編譯	150元
10.	揉肚臍健康法	永井秋夫著	150元
11.	過勞死、猝死的預防	卓秀貞編譯	130元
12.	高血壓治療與飲食	藤山順豐著	180元
13.	老人看護指南	柯素娥編譯	150元
14.	美容外科淺談	楊啟宏著	150元
15.	美容外科新境界	楊啟宏著	150元
16.	鹽是天然的醫生	西英司郎著	140元
17.	年輕十歲不是夢	梁瑞麟譯	200元
18.	茶料理治百病	桑野和民著	180元
20.	杜仲茶養顏減肥法	西田博著	170元
21.	蜂膠驚人療效	瀨長良三郎著	180元
22.	蜂膠治百病	瀨長良三郎著	180元
23.	醫藥與生活	鄭炳全著	180元
24.	鈣長生寶典	落合敏著	180元
25.	大蒜長生寶典	木下繁太郎著	160元
26.	居家自我健康檢查	石川恭三著	160元
27.	永恆的健康人生	李秀鈴譯	200元
28.	大豆卵磷脂長生寶典	劉雪卿譯	150元
29.	芳香療法	梁艾琳譯	160元
30.	醋長生寶典	柯素娥譯	180元
31.	從星座透視健康	席拉・吉蒂斯著	180元
32.	愉悅自在保健學	野本二士夫著	160元
33.	裸睡健康法	丸山淳士等著	160元
35.	維他命長生寶典	菅原明子著	180元
36.	維他命C新效果	鐘文訓編	150元
37.	手、腳病理按摩	堤芳朗著	160元
38.	AIDS瞭解與預防	彼得塔歇爾著	180元
39.	甲殼質殼聚糖健康法	沈永嘉譯	160元
40.	神經痛預防與治療	木下真男著	160元
41.	室內身體鍛鍊法	陳炳崑編著	160元
42.	吃出健康藥膳	劉大器編著	180元
43.	自我指壓術	蘇燕謀編著	160元
44.	紅蘿蔔汁斷食療法	李玉瓊編著	150元
45.	洗心術健康秘法	竺翠萍編譯	170元
46.	枇杷葉健康療法	柯素娥編譯	180元

國家圖書館出版品預行編目資料

肥胖健康診療／中村治雄、奈良昌治著；林庭語譯
－初版－臺北市，大展，民 93
面；21 公分－（健康加油站；5）
譯自：健診で肥滿ぎみですよと言われた人の本
ISBN 957-468-282-X（平裝）
1. 肥胖病　2. 減肥

415.506　　93000539

肥胖健康診療

ISBN 957-468-282-X

著作者／中村治雄、奈良昌治
譯　者／林　庭　語
發行人／蔡　森　明
出版者／大展出版社有限公司
社　址／台北市北投區（石牌）致遠一路 2 段 12 巷 1 號
電　話／(02) 28236031・28236033・28233123
傳　真／(02) 28272069
郵政劃撥／01669551
網　址／www. dah-jaan. com. tw
E-mail／dah_jaan @pchome. com. tw
登記證／局版臺業字第 2171 號
承印者／國順文具印刷行
裝　訂／協億印製廠股份有限公司
排版者／千兵企業有限公司
初版1刷／2004 年（民 93 年） 4 月

定　價／200 元